EL PODER DEL KETOAYUNO

El poder del ketoayuno

Descubre los secretos del ayuno
intermitente y activa los procesos
metabólicos para optimizar
tu peso y tu salud

Dr. Joseph Mercola

Traducción:
Ariadna Molinari Tato

Grijalbo*vital*

El poder del ketoayuno

Descubre los secretos del ayuno intermitente y activa los procesos metabólicos para optimizar tu peso y tu salud

Título original: *Ketofast*
Rejuvenate Your Health With a Step-by-Step Guide To Timing Your Ketogenic Meals

Primera edición: enero, 2020

D. R. © 2019, Joseph Mercola
Publicado originalmente en 2019 por Hay House Inc., USA

D. R. © 2020, derechos de edición mundiales en lengua castellana:
Penguin Random House Grupo Editorial, S. A. de C. V.
Blvd. Miguel de Cervantes Saavedra núm. 301, 1er piso,
colonia Granada, alcaldía Miguel Hidalgo, C. P. 11520,
Ciudad de México

www.megustaleer.mx

D. R. © 2019 Ariadna Molinari Tato, por la traducción
D. R. © 2019, John Wiley and Sons, *Obesity Journal*, Stephen D. Anton, Mark Mattson, *et al.* por las ilustraciones

ISBN: 978-607-318-849-4

Impreso en México – *Printed in Mexico*

El papel utilizado para la impresión de este libro ha sido fabricado a partir de madera
procedente de bosques y plantaciones gestionadas con los más altos estándares ambientales,
garantizando una explotación de los recursos sostenible con el medio ambiente y beneficiosa para las personas.

Penguin
Random House
Grupo Editorial

A mi madre y a mi padre, a quienes perdí hace poco.
Gracias por sus enseñanzas. No estaría aquí sin el
amor y apoyo que me brindaron siempre.

Índice

Introducción

Quizá decidiste abrir este libro porque tienes un problema de salud grave o, como 40% de la población, padeces obesidad. Si entras en cualquiera de estas dos categorías, este libro te dará una estrategia que te ayudará a alcanzar un peso saludable y por fin librarte de los antojos que sabotean tu capacidad para elegir alimentos saludables.

El peso que perderás con este programa será sobre todo grasa visceral, que es la peligrosa grasa que se acumula alrededor de los órganos y que se cree que causa disfunciones metabólicas, resistencia a la insulina e inflamación crónica. Perder esta grasa te ayudará a reducir la tensión arterial, mejorar tus patrones de colesterol hasta que lleguen a rangos saludables y disminuir tu riesgo de padecer cardiopatías y diabetes.

En la actualidad, la población estadounidense es víctima de una avalancha de enfermedades crónico-degenerativas, y la resistencia a la insulina en particular desempeña un papel central en las epidemias de obesidad, afecciones cardiacas, cáncer y diabetes, así como de enfermedades neurodegenerativas como Alzheimer y Parkinson.

Incluso los médicos y especialistas en salud más conservadores estiman que la mitad de la población estadounidense padece diabetes o prediabetes, pero si usáramos mediciones más sensatas, como una prueba de 70 gramos de glucosa por vía oral y mediciones de niveles de insulina durante cuatro horas, tendríamos que considerar que hasta 80% de la población estadounidense es resistente a la insulina.

La resistencia a la insulina siempre va acompañada de inflexibilidad metabólica, que es la incapacidad de quemar grasas como combustible principal. Esto se debe en parte a dos factores: la dependencia excesiva de los carbohidratos y alimentos procesados, y los horarios en los que comemos. En uno de mis populares libros previos, *Contra el cáncer*, examino estas cuestiones a detalle.

El problema de usar carbohidratos como fuente principal de combustible es que provocan que los niveles de azúcar en la sangre se eleven y luego se desplomen, lo que promueve los antojos de comida y dificulta que el cerebro se mantenga enfocado durante periodos prolongados de tiempo. Cuando tienes flexibilidad metabólica y eres capaz de quemar grasa como combustible, el cerebro obtiene una fuente confiable y constante de combustible, lo que te permite concentrarte durante largo rato. Además, ya no padecerás bruma cerebral, pues la mejoría en la claridad mental es uno de los beneficios más notables que mucha gente experimenta al adquirir flexibilidad metabólica.

La capacidad de adquirir dicha flexibilidad metabólica será uno de los elementos centrales para resolver la mayoría de tus problemas de salud. Una vez que seas capaz de empezar a quemar grasa como combustible, tu cuerpo generará menos estrés oxidativo, lo que, a su vez, disminuirá la inflamación crónica. Esto se debe a la producción de cetonas, que son moléculas antiinflamatorias muy potentes que disminuyen las cantidades de marcadores inflamatorios como la proteína C-reactiva y los niveles de glóbulos blancos. Esta disminución atenúa trastornos comunes como la artritis, el acné y los sarpullidos, además de mejorar de forma sustancial el microbioma intestinal y disminuir las probabilidades de que tengas que someterte a una de las cirugías más comunes en Estados Unidos: la colecistectomía (o extirpación de la vesícula biliar).

Una vez que empieces a quemar grasa como combustible, por lo regular sentirás que tienes más energía y resistencia, y ya no experimentarás aquellos terribles bajones. También dormirás mejor y tendrás periodos de sueño profundo más largos y frecuentes, lo que te permitirá estar más relajado y descansado al despertar.

Lo más importante es que este programa te permitirá deshacerte de la resistencia a la insulina, la cual, como ya discutimos, es uno de los principales factores que contribuye a las epidemias de problemas cardiacos, Alzheimer, cáncer y diabetes, que afectan a más de 80% de la población y causan cantidades inenarrables de dolor, sufrimiento y muertes prematuras.

Cetogénesis cíclica: entrar y salir del ciclo de cetosis

Siempre he defendido que sólo recomiendo estrategias de salud que he investigado a profundidad y que he puesto en práctica yo mismo. Como muchas personas que descubren la cetosis nutricional, al principio creía que era el enfoque alimenticio ideal y que se debía implementar de forma continua. No obstante, el cuerpo me enseñó que a mí eso no me funciona, y he llegado a creer que también es el caso de la mayoría de la gente.

La cetosis nutricional continua es una intervención breve que se usa durante unas cuantas semanas o algunos meses (e incluso hasta más en el caso de personas con problemas metabólicos graves u obesidad). Basta con hacer una dieta cetogénica continua hasta que el cuerpo aprenda a quemar grasas como combustible y comience a producir cetonas. Una vez que produzcas cantidades significativas de cetonas (más de 0.5 mmol/l en sangre), habrás recuperado la flexibilidad metabólica y deberás empezar a incorporar al ciclo mayores cantidades de carbohidratos y proteínas.

Si después de haber alcanzado la flexibilidad metabólica necesaria sigues llevando una dieta baja en carbohidratos, con niveles adecuados de proteínas y grasas de alta calidad, te enfrentarás a varios posibles problemas de salud. Uno de los principales es que privarás al microbioma intestinal de la fibra indisoluble proveniente de los carbohidratos de frutas y verduras que es indispensable para su alimentación y que debe ser parte de cualquier dieta regular.

No cometas el mismo error que cometimos yo y muchos otros al implementar la cetosis nutricional. La mayoría de las personas no debemos mantener un régimen cetogénico de forma continua, sino sólo de forma intermitente. Una vez que tengas flexibilidad metabólica y seas capaz de producir cetonas, lo ideal es sólo hacer dieta cetogénica unas cuantas veces a la semana para mantener la flexibilidad metabólica. No obstante, si vuelves de forma constante a tu anterior dieta alta en carbohidratos y en proteínas, con el tiempo perderás la flexibilidad metabólica y volverás al punto de partida.

Los horarios de comida

Además de ajustar con cuidado la composición de los macronutrientes que consumes para alcanzar el estado de cetosis nutricional, una estrategia que es igual de importante es establecer *horarios* de comida. Lo ideal es ir comprimiendo poco a poco el periodo de tiempo en el que comes para que no sea de más de seis a ocho horas al día. Esta práctica se conoce como ayuno intermitente u horarios restringidos de alimentación.

La mayoría de la gente come y come durante todo el día, desde que se despierta hasta justo antes de irse a dormir. Muchas personas llevan años o hasta décadas así, pero esto va en contra de nuestra programación genética y bioquímica, y nos priva de los maravillosos beneficios que aporta la alimentación cíclica.

Hasta hace apenas poco más de un siglo no teníamos acceso permanente a la comida. (Sigue siendo el caso en algunas partes del mundo.) No obstante, las tecnologías modernas han permitido que la mayoría de la gente coma durante todo el día. El problema es que hasta los alimentos de mayor calidad y con mayor densidad de nutrientes inhibirán la capacidad humana de tener salud óptima si comemos sin parar. Por ende, basta con abstenerse con regularidad de comer de forma continua para activar los mecanismos innatos de reparación y regeneración corporal.

Si no has practicado antes el ayuno intermitente, el primer periodo del día a modificar es aquel antes de irte a la cama. Es crucial que dejes de ingerir alimentos al menos tres horas antes de dormir, de modo que no le estés dando al cuerpo calorías que no necesita. Si el cuerpo tiene acceso a calorías que no necesita usar de inmediato, se detona una producción de respaldo de trifosfato de adenosina (ATP) —la divisa energética del cuerpo— en las mitocondrias. A su vez, esto provoca la producción excesiva de radicales libres que dañan las membranas y proteínas celulares, y el ADN.

Beneficios del ketoayuno o ayuno parcial

Una vez que empiezas a cosechar los beneficios de la cetosis cíclica descrita en el apartado anterior y has adquirido la capacidad de quemar grasas como combustible, puedes llevar el programa al siguiente nivel integrando el ketoayuno o ayuno parcial.

Quizá te preguntes para qué querrías hacerlo si ya estás quemando grasas como combustible y realizando ayuno intermitente de forma regular dentro de una ventana horaria comprimida. La principal razón es que el ayuno intermitente, así sea de 18 horas diarias, no es suficiente para detonar los beneficios mágicos que se logran con periodos más prolongados de ausencia de alimentos.

El ketoayuno te permitirá cosechar tres beneficios principales:

1. **Desintoxicación.** Facilitarás la eliminación de las toxinas a las que todos hemos estado expuestos durante el último siglo. La mayoría son liposolubles y se almacenan en las células adiposas.

Cuando pasas por periodos de ingesta limitada y tienes flexibilidad metabólica (es decir, eres capaz de quemar grasa como combustible), comienzas a quemar los depósitos de grasa visceral llenos de toxinas, con lo cual éstas se liberan y entonces es posible procesarlas y eliminarlas.

2. **Activación de células troncales.** Éstas son el tipo de células de las cuales provienen todas las otras células con funciones especializadas. Las células troncales proveen la materia prima que permite reemplazar células dañadas o enfermas, y, cuando realizas ayunos prolongados, estimulas su producción.

3. **Autofagia.** Esto significa literalmente "comerse a uno mismo". La autofagia es el proceso de limpieza natural del cuerpo, el cual permite eliminar proteínas y partes de células dañadas, como las mitocondrias. Asimismo, contribuye a la eliminación de patógenos y es una estrategia metabólica esencial para la reparación y regeneración celular, además de ser indispensable para mantener una buena salud.

El programa ketoayuno le dará a tu cuerpo el respaldo y las estrategias nutricionales necesarias para garantizar que se metabolicen bien las toxinas que se liberen durante el ayuno. Cuando adquieres flexibilidad metabólica y eres capaz de quemar grasas como combustible, llevas a cabo un proceso llamado lipólisis, el cual consiste en la descomposición de grasas. Una vez que las células liberan la grasa, también expulsan las toxinas que se encontraban disueltas en dicha grasa. Esto crea un escenario metabólico potencialmente peligroso para la mayoría de la gente, pues carece de nutrientes que sustenten el proceso de desintoxicación, el cual se lleva a cabo sobre todo en el hígado y se extiende a los cuatro órganos encargados de la eliminación: el colon, la piel, los riñones y los pulmones. Proveer los nutrientes necesarios al hígado y dar el respaldo adecuado a los órganos encargados de la eliminación es un aspecto esencial del "ayuno científico". Esto es esencial en el mundo tóxico de nuestros tiempos, en el cual todos estamos expuestos a una amplia gama de sustancias químicas y hormonas tóxicas que no existían en generaciones anteriores.

La finalidad de la desintoxicación es convertir las toxinas liposolubles en material hidrosoluble que, en última instancia, se expulse por medio del sudor, la orina o las heces. Si no ayudas al cuerpo durante este proceso, las toxinas liberadas causarán estragos en el mismo, y es probable que éste las reabsorba y te provoquen más problemas en el futuro.

Ketoayuno *vs.* ayuno con agua

Hace tiempo solía creer que el ayuno con agua durante varios días era una de las intervenciones metabólicas más potentes conocida por la humanidad. No obstante, después de examinar el proceso con más detenimiento, descubrí que traía consigo varios problemas graves.

El más evidente es la posibilidad de darle seguimiento. Descubrí que, a menos que una persona esté gravemente enferma, es improbable que tenga la disciplina necesaria para implementar una intervención tan rigurosa, por lo que hay muchas limitaciones para darle seguimiento a este programa. La maravilla del ketoayuno es que darle seguimiento en realidad no es un problema, pues se va implementando de forma gradual hasta que te sientas cómodo pasando de 16 a 18 horas sin comer. A partir de ahí, se vuelve bastante fácil hacer la transición a hacer una única comida de entre 300 y 600 calorías en las siguientes 24 horas. Esto se debe en gran medida a que el cuerpo se ha adaptado a quemar grasa como combustible y en realidad no sientes apetito ansioso.

El otro beneficio es que puedes llevar a cabo más días de ayuno parcial en el año que ayunos de agua de varios días, con lo cual todos los beneficios del ayuno descritos en la sección anterior se disfrutan de forma más frecuente.

También tiene la ventaja de que puedes aspirar a comer más carbohidratos y proteínas en el día posterior al ayuno parcial. Las proteínas y los carbohidratos adicionales te ayudarán a reconstruir el cuerpo, lo cual es justo lo que necesitas y mereces. La mayor parte de la magia metabólica del ayuno ocurre durante la fase de reabastecimiento después de haber activado las células troncales y desencadenado la autofagia dirigida a eliminar las estructuras subcelulares dañadas. Es similar a lo que ocurre en entrenamientos de fuerza en los que dañamos los tejidos de forma intencional y acto seguido les permitimos mejorar al darle tiempo suficiente al cuerpo para descansar y recuperarse.

Por último, una de las razones más importantes para optar por el ketoayuno más que por el ayuno con agua es que el primero brinda un mejor respaldo a los sistemas de desintoxicación del cuerpo mientras éstos metabolizan las toxinas liposolubles que se liberan durante el ayuno, de modo que se les pueda eliminar del cuerpo de forma apropiada en lugar de reabsorberlos.

Recursos que te serán de utilidad

Junto con Pete Evans, chef australiano de talla mundial, escribí el libro de recetas: *KetoFast Cookbook*. Las recetas de 300 a 600 calorías que contiene se basan en los criterios para el día de ayuno parcial.

Los alimentos de cada receta están repletos de fitoquímicos que contribuirán a la desintoxicación durante el ketoayuno, además de que deberán eliminar casi por completo los efectos secundarios que la gente suele experimentar durante los ayunos.

Se avecina un viaje emocionante

Me emociona mucho que implementes la que en mi experiencia es una de las estrategias físicas más potentes a nivel metabólico, la cual no sólo te ayudará a recuperar la salud, sino también a que mejore hasta niveles inimaginables. Será un viaje increíble para ti, y recomiendo que también pidas todo el apoyo posible de familiares y amistades. Puedes extenderles la invitación de unirse a tu viaje para que también cosechen los magníficos beneficios para la salud y eviten los baches que trae consigo la dependencia a fármacos que nunca abordan la causa de raíz de las enfermedades.

Capítulo 1

¿Por qué nos enfermamos?

La medicina alópata y altamente tecnológica a la que nos hemos acostumbrado en Occidente está a la vanguardia en cuanto a procedimientos médicos, intervenciones de urgencia, diagnósticos sofisticados, procedimientos invasivos y otras intervenciones de índole quirúrgica. Sin embargo, cuando se trata de problemas de salud crónicos, la medicina moderna dista mucho de podernos brindar ayuda efectiva y, por desgracia, en muchos casos la prescripción de fármacos para tratar enfermedades crónicas en realidad daña más al paciente. ¿Te has hartado ya de siempre salir del consultorio médico con una receta? ¿No te cansa que te digan que no hallan ninguna explicación a tus malestares, lo cual implica que todo está en tu imaginación?

También puede ser peor, como cuando el especialista médico te da un diagnóstico con nombre complicado y luego agrega que no hay nada que se pueda hacer para tratarlo; esto se conoce coloquialmente como "diagnosticar y despachar". Te dejan a tu suerte, con nada más que el nombre de tu padecimiento y sin herramientas para defenderte. La medicina convencional es muy efectiva cuando se trata de diagnosticar, pero fracasa de manera rotunda al momento de recomendar tratamientos que ataquen las causas de raíz de los problemas. Al salir de ahí con una receta en la mano, te vas del consultorio sin saber cómo llegar al meollo del asunto para solucionarlo de una vez por todas, y en vez de eso crees que no te queda más que disimular los síntomas con fármacos —o, peor aún, con procedimientos invasivos o tóxicos— por el resto de tus días.

En el mejor de los casos, atravesar la puerta del consultorio con una o varias recetas es una experiencia solitaria. Pero si tienes cáncer u otra enfermedad grave, quizá sientas que te sentenciaron a muerte.

A pesar de la sensación de aislamiento que causan este tipo de circunstancias, es importante que recuerdes que la gente a la que le han diagnosticado enfermedades crónicas no está sola en realidad. Según los Centros de Control y Prevención de Enfermedades de Estados Unidos (CDC por sus siglas en inglés), *la mitad* de la población de este país sufre al menos una enfermedad crónica.[1] Eso equivale a casi 164 millones de personas, y eso sólo en Estados Unidos. Lo más preocupante es que las enfermedades crónicas se han cuadruplicado en menores de edad desde los años sesenta del siglo pasado.

¿A qué me refiero al hablar de "enfermedades crónicas"? Para empezar, a las principales enfermedades mortales: cáncer, cardiopatías, embolias, Alzheimer, diabetes tipo 2 y obesidad. También incluye afecciones crónicas que merman la calidad de vida, como artritis, Parkinson, esclerosis múltiple, enfermedad de Lyme, fibromialgia, fatiga crónica, demencia y autismo. En la actualidad, las enfermedades crónicas son la principal causa de muerte y discapacidad en Estados Unidos, y las afecciones cardiovasculares y cerebrovasculares contribuyen al mayor deterioro en la calidad de vida después de los 65 años, además de ser responsables por sí solas de alrededor de un tercio de todas las muertes. De hecho, *7 de las 10 principales causas de muerte en 2014 fueron enfermedades crónicas*. Tan sólo el cáncer y las cardiopatías causaron casi 46% de todas las muertes ese año.

Las enfermedades crónicas también contribuyen al aumento en los costos de salud pública; en Estados Unidos, por ejemplo, 90 centavos de cada dólar destinado a salud se usan para el tratamiento de enfermedades crónicas. Desde el punto de vista económico, 90%

del incremento en los gastos del programa Medicare se le puede atribuir únicamente a las enfermedades crónicas, y se estima que el costo total de las mismas alcance los 42 billones de dólares para 2030.[2]

Aunque Estados Unidos está en primer lugar en gastos médicos a nivel mundial (y supera a los demás países por mucho), ocupa *el lugar 70* en calidad de servicios de salud. *¡Es evidente que los métodos actuales no nos están funcionando!* Es un hecho que el sistema de salud tradicional es incapaz de abordar de forma eficaz las enfermedades crónicas y, conforme más y más gente las desarrolla —incluso varias a la vez—, el personal médico es cada vez menos capaz de ofrecer soluciones que de verdad funcionen.

Creo de todo corazón que la mayor parte del personal médico tiene la intención de ayudar a sus pacientes. No obstante, las herramientas que tienen a la mano en la caja de herramientas de la medicina convencional no incluyen una de las estrategias más eficaces para prevenir, diagnosticar *y hasta revertir* las enfermedades crónicas: empoderar al cuerpo para que sea capaz de sanar por sí solo a través de ayunos periódicos.

Ahora bien, antes de explicar exactamente por qué el ayuno es una herramienta tan potente, es crucial empezar por entender qué es lo que nos está enfermando. En muchos sentidos, es lo que llevo cuatro décadas intentando hacer, pero en los últimos dos años mi criterio ha evolucionado y se ha expandido hasta permitirme entender que la clave para revertir esta devastadora tendencia ha estado oculta a simple vista en la literatura científica. Y es que, en estos tiempos de ciencia hiperespecializada, muy pocas personas tenemos tiempo para leer toda la bibliografía relevante, por no hablar de organizar la información hallada en ella de formas que sean útiles y críticas. A través de zambullidas intensivas en investigaciones recientes, he aprendido a reconocer la importancia de observar los mecanismos de biología molecular subyacentes que contribuyen al desarrollo de las enfermedades crónicas para entender cómo atenuarlas e incluso revertirlas.

Para ello, hay que empezar por examinar cómo la comida que nos llevamos al cuerpo ha evolucionado durante las últimas décadas y cómo esto ha contribuido al desarrollo de enfermedades crónicas. A partir de ahí, es posible desarrollar un plan para rectificar el daño que este tipo de alimentos te han causado y promover la capacidad innata del cuerpo para sanar y mantenerse en *homeostasis* —que es el término científico para nombrar el equilibrio corporal— sin necesidad de medicamentos u otras intervenciones médicas convencionales.

Cambios alimenticios: composición, calidad y horario

Desde principios del siglo xx el estadounidense promedio ha incrementado de forma gradual su consumo de grasas industrializadas (pensemos en los aceites vegetales de canola, soya y maíz). Estas grasas relativamente nuevas traen consigo múltiples problemas, en especial que el principal tipo de grasas que contienen es omega-6.

Es importante aclarar que los ácidos grasos omega-6 son esenciales para la salud. Al igual que los omega-3, son ácidos grasos poliinsaturados, pero los omega-6 promueven la inflamación y contribuyen al desarrollo de la resistencia a la insulina (en la cual ahondaré más adelante). Asimismo, afectan el estado de ánimo y entorpecen el aprendizaje y la capacidad de reparación de las células.

Dado que las autoridades sanitarias y los medios publicitan que los aceites vegetales altos en omega-6 son saludables, y puesto que están presentes en incontables alimentos procesados, el estadounidense promedio consume muchos más omega-6 que omega-3. La cosa es que necesitamos alcanzar un *equilibrio óptimo* entre grasas omega-6 y omega-3 para tener buena salud. La proporción ideal de grasas omega-3 a omega-6 está entre 1:1 y 1:5, pero la alimentación occidental típica está muy desequilibrada, pues las proporciones van de 1:20 a 1:50.

Asimismo, los ácidos grasos omega-6 son inestables a nivel químico, lo que los hace susceptibles a sufrir daño oxidativo. Posteriormente, estos aceites dañados se incorporan a las membranas celulares y las hacen frágiles y propensas a oxidarse.

Otro hallazgo dietético relacionado con las grasas es que durante las últimas décadas se ha considerado erróneamente que las grasas saturadas son enemigas de la buena salud, por lo que se le ha recomendado a la población estadounidense que haga de los cereales integrales la base de su alimentación. El principal problema que esto conlleva es que los cereales tienen un alto contenido de carbohidratos, y su consumo excesivo provoca un incremento acelerado de glucosa en la sangre. Dado que el exceso de glucosa en la sangre es dañino para las células, el páncreas secreta insulina al torrente sanguíneo para disminuirlo.

Si sigues llevando una dieta alta en azúcares y cereales, con el tiempo tus receptores de insulina se volverán insensibles a la misma, con lo cual se requerirá que el páncreas secrete más y más insulina para lograr el mismo efecto. Esto se conoce como resistencia a la insulina, y es uno de los peores factores de riesgo de múltiples enfermedades. Según el doctor Joseph Kraft en su libro *Diabetes Epidemic & You*, en la actualidad 80% de la población estadounidense la padece. Es escandaloso, pues la resistencia a la insulina es un importante precursor de muchas enfermedades crónicas, como cáncer, cardiopatías, obesidad y diabetes tipo 2. La resistencia a la insulina también provoca que el hígado produzca un tipo de grasas tóxicas conocido como ceramidas, las cuales son capaces de atravesar la barrera hematoencefálica y provocar oxidación, inflamación y muerte celular en el cerebro.[3]

Además de comer demasiados ácidos grasos omega-6 y alimentos altos en carbohidratos, la mayoría de las personas consume demasiada comida y con demasiada frecuencia. De hecho, la gran mayoría de la población estadounidense come durante todo el día;[4] hay quienes comen hasta 15.5 veces en un día cualquiera. Asimismo, la mayoría consume el grueso de las calorías diarias en la noche, que es justo cuando el cuerpo requiere la menor cantidad de energía proveniente de calorías dietéticas. Por eso recomiendo dejar de comer al menos tres horas antes de la hora de dormir; y la recomendación va para cualquier persona, sin importar el tipo de dieta que haga (o no haga) o si es defensora del ayuno o de algún otro régimen alimenticio que incluya ayuno. El consumo continuo de alimentos impide que cosechemos los beneficios de los periodos que pasamos sin comer.

Dejar de comer tres horas antes de ir a la cama optimiza la función de las mitocondrias y ayuda a prevenir el daño celular. A fin de cuentas, las horas de sueño sirven para que el cuerpo se repare y realice funciones de desintoxicación importantes. Si lo obligas a digerir una comida pesada mientras duermes, dejará de realizar aquellos procesos vitales. Por eso suelo evitar comer entre cuatro y seis horas antes de dormir, aunque una ventana de tres horas también es benéfica y probablemente más plausible para la mayoría de la gente.

Fertilizantes sintéticos

Otro cambio bastante reciente en los hábitos alimenticios es la incorporación de fertilizantes químicos. Éstos han sido desarrollados para hacer más productivas las cosechas, pero merman la diversidad de microbios en el suelo y agotan los minerales que hay en él. Esto implica que los alimentos que se cultivan con su ayuda tienen menos nutrientes esenciales, lo cual, con el tiempo, contribuye a deficiencias y desequilibrios en el cuerpo.

Estos fertilizantes también han permitido la eliminación del método tradicional de rotación de cultivos —que era una estrategia para reemplazar los nutrientes de la tierra—, con lo cual se promueven los monocultivos de productos muy demandados y altamente subsidiados, como el maíz y la soya. Por ende, a medida que la variedad microbiana de la tierra disminuye, también se ve afectada la variedad de lo que comemos. Al tener tanto maíz y soya, necesitábamos encontrar algo en qué usarlos, lo cual también explica por qué el consumo de aceites de maíz y de soya altos en omega-6 se ha disparado en las últimas décadas.

Aditivos alimentarios

Estas sustancias químicas que ahora son tan ubicuas aparecieron por primera vez en la primera mitad del siglo xx con la intención de extender la vida útil y mejorar el sabor de los alimentos, que eran cada vez más procesados. La cantidad de sustancias que se han ido agregando desde esa época ha alcanzado niveles inimaginables. Para 1958 se usaban 800 sustancias químicas diferentes como aditivos de alimentos; en la actualidad, se estima que hay más de 10 000 sustancias químicas que se usan con regularidad en la industria alimentaria.

Se sabe que la Administración de Alimentos y Medicamentos de Estados Unidos (la FDA) no ha sometido a pruebas de seguridad a cuando menos 1 000 de los aditivos alimentarios actuales gracias a un vacío legal que se conoce como "generalmente considerado seguro". Esto significa que, si el aditivo se usaba antes de que la FDA aprobara la reforma de aditivos alimentarios de 1958, sigue siendo legal usarlo.[5] Un tipo de aditivo alimentario que ha causado terribles estragos son las grasas trans, las cuales ahora sabemos que provocan inflamación y que están vinculadas a las cardiopatías,[6] la resistencia a la insulina,[7] la obesidad[8] y el Alzheimer.[9]

Pesticidas (en especial glifosato)

El glifosato es el ingrediente activo del famosísimo herbicida Roundup, cuyo uso para controlar la maleza en los cultivos ha incrementado de forma escandalosa tanto en Estados Unidos como en casi todo el mundo en las últimas dos décadas. Este incremento está motivado por el aumento de cultivos transgénicos en ese mismo periodo, el surgimiento generalizado de hierbajos resistentes al glifosato en cultivos transgénicos (que requieren dosis aún mayores de dicha sustancia para que tenga el mismo efecto herbicida), así como el uso cada vez más frecuente de glifosato como agente desecante justo antes de la cosecha.

El glifosato es una enorme amenaza para la salud. El aumento en su uso en Estados Unidos se correlaciona a la perfección con el incremento actual en la incidencia y mortalidad por múltiples enfermedades, como cáncer de tiroides, cáncer de hígado, cáncer de vejiga, cáncer de páncreas, cáncer de riñón y leucemia mieloide. En marzo de 2015 la Organización Mundial de la Salud (oms) revisó su evaluación del potencial carcinógeno del glifosato y lo reclasificó como "probable carcinógeno".

Son noticias alarmantes, dado que entre 1974 y 2016 se vertieron casi dos millones de toneladas de glifosato en tierra estadounidense,[15] y casi 10 millones de toneladas en el resto del mundo durante ese mismo periodo.

El glifosato tiene varios impactos negativos en la salud:

- Altera el equilibro hormonal al adherirse a los receptores de estrógeno.
- Es tóxico para la flora intestinal, la cual desempeña un papel muy importante en la inflamación, la inmunidad, la digestión y la salud mental.
- Quizá lo más pernicioso es que altera la función mitocondrial y hace que las mitocondrias sean más propensas al daño oxidativo (ahondaré en la salud de las mitocondrias un poco más adelante).

Campos electromagnéticos

A diario navegamos por un mar de campos electromagnéticos, y todo el día estamos expuestos a ellos, no sólo en lugares públicos, sino también en nuestro hogar. Estos campos magnéticos provienen de diversas fuentes, como teléfonos celulares, antenas de telefonía celular, computadoras, monitores para bebé, hornos de microondas, electrodomésticos inteligentes, aparatos con Bluetooth y conexiones wifi, entre muchas otras.

No sólo en mi opinión los campos electromagnéticos son una amenaza para la salud pública, hay una cantidad considerable de estudios que documentan los peligros que representan para la salud humana, animal y ambiental.[10,11,12,13,14] Hasta hace muy poco, creía que llevar un estilo de vida saludable y seguir una dieta sana, hacer ejercicio y tomar complementos alimenticios bastaba para protegernos de los daños relacionados con los campos electromagnéticos. Pero me he dado cuenta de que, a pesar de lo potente que es optimizar la nutrición, implementar cambios alimenticios sin hacer algo para exponerte menos a los campos electromagnéticos equivale a intentar tapar con los dedos los agujeros de un barco que se está hundiendo.

Pocas personas pueden estar a menos de medio metro de su teléfono celular en cualquier momento, incluso al dormir. Pasamos la mayor parte de nuestro tiempo en el trabajo cerca de una computadora con conexión inalámbrica a internet. Vivimos en hogares, vecindarios y ciudades que están en contacto directo y permanente con campos electromagnéticos a través de cableados eléctricos, hornos de microondas, torres de telefonía celular y conexiones wifi. Además, acogemos dichas tecnologías y las incorporamos a nuestra vida sin prestarle mucha atención al daño que nos provocan tanto a nivel físico como emocional.

Muy poca gente se preocupa en serio por el impacto negativo en la salud de la exposición a campos electromagnéticos, el cual incluye mutaciones genéticas, disfunciones celulares y enfermedades. Y cada día nos exponemos más a ellos. Piensa en cuánta gente ves a diario con la mirada fija en la pantalla del teléfono en lugar de viendo a los ojos a sus familiares o amistades que la acompañan.

El doctor Martin Pall, profesor emérito de bioquímica y ciencias médicas básicas de la Universidad Estatal de Washington, ha identificado y descrito los mecanismos a través de los cuales se cree que los campos electromagnéticos de teléfonos celulares y conexiones inalámbricas dañan a los seres humanos, los animales y las plantas, y ha publicado varios artículos al respecto.[16] Las investigaciones sugieren que los niveles de calcio intracelular incrementan con la exposición a campos electromagnéticos, y este exceso de calcio y la mayor señalización del calcio son responsables de generar estrés oxidativo excesivo que provoca daño adicional al ADN sin reparar.

Cuando hay exceso de calcio en las células se incrementan tanto los niveles de monóxido de nitrógeno como de superóxido. Aunque el monóxido de nitrógeno conlleva varios beneficios para la salud, en grandes cantidades es peligroso, dado que reacciona con el superóxido y forma peroxinitritos, y luego daña las membranas celulares, el ADN, las mitocondrias y las proteínas. Estas afectaciones biológicas contribuyen al envejecimiento prematuro y aumentan muchísimo el riesgo de desarrollar enfermedades crónicas.

La prevalencia de los campos electromagnéticos refuerza la importancia de comer lo más saludable posible para optimizar los mecanismos corporales de reparación y regeneración. (Si te preguntas qué puedes hacer en lo personal para mitigar el daño de los campos electromagnéticos, te adelanto que estoy escribiendo un libro sobre cómo protegernos de ellos. También puedes suscribirte a mi lista de correos en mercola.com [en inglés], en donde con frecuencia comparto información al respecto.)

Exceso de hierro

Mucha gente cree que es útil tomar hierro como complemento alimenticio. Si eres mujer en edad reproductiva, quizá te hayan diagnosticado deficiencia de hierro en algún punto. El problema con él es que, de no ser por la menstruación, el cuerpo no tiene capacidad de expulsar las cantidades excesivas de este mineral. Dada la presencia generalizada de alimentos fortificados con hierro y el alto consumo de carnes rojas (la carne es una fuente importante de hierro), con el tiempo los niveles de hierro en el cuerpo pueden alcanzar niveles tóxicos.

El exceso de hierro daña la salud porque actúa como catalizador que transforma el peróxido de hidrógeno (el cual es un subproducto de la respiración celular) en un radical hidroxilo, un insidioso radical libre que diezma el ADN mitocondrial, las proteínas y las membranas. También contribuye al incremento de la inflamación en todo el cuerpo, lo cual antecede a toda clase de enfermedades crónicas. La mejor forma de disminuir el exceso de hierro es donar sangre o realizarse una flebotomía terapéutica si acaso padeces afecciones que te impidan donar sangre.

Cambios en el microbioma

Cálculos recientes estiman que el cuerpo humano alberga alrededor de 30 billones de bacterias[17] y cerca de un trillón de virus (bacteriófagos). Estos microorganismos llevan a cabo toda clase de funciones útiles relacionadas con la digestión, la inmunidad, la modulación de la inflamación y el cuidado de la salud mental (puesto que el sistema digestivo y el cerebro están íntimamente conectados). Por desgracia, hay muchos factores, incluyendo varios de los que menciono en este capítulo, que dañan la salud del microbioma:

- Las dietas altas en carbohidratos favorecen la proliferación sustancial de bacterias patógenas como *H. pylori* y levaduras, las cuales se alimentan de glucosa y desplazan a las bacterias benéficas que habitan en el tracto digestivo.
- El uso de antibióticos también elimina bacterias benéficas e induce la proliferación de especies causantes de enfermedades que afectan tanto la salud intestinal como la neurológica.
- Los medicamentos gástricos, como los populares inhibidores de la bomba de protones, también son responsables de alterar este equilibrio tan delicado.
- El cloro del agua entubada sin filtrar puede dañar el microbioma.
- Las investigaciones han empezado a demostrar que los edulcorantes artificiales disminuyen la cantidad de bacterias benéficas.

Inflamación

Las dietas altas en carbohidratos (incluyendo azúcares) atizan las llamas de la inflamación en el cuerpo, pues producen entre 30 y 40% más especies reactivas de oxígeno que cuando se lleva un protocolo alimenticio que promueve la quema de grasas como principal combustible, cosa que hacen tanto el ayuno como una dieta alta en grasas (saturadas, no omega-6, las cuales son inflamatorias), baja en carbohidratos netos y con cantidades moderadas de proteína (como la que describo en el libro *Contra el cáncer*). Las investigaciones demuestran que las dietas bajas en carbohidratos tienden a disminuir los niveles de inflamación sistémica.[18]

Alteraciones a la salud mitocondrial

Las mitocondrias son los organelos en el interior de las células que son responsables de convertir los alimentos que consumimos en energía aprovechable, como trifosfato de adenosina (ATP), el cual impulsa todos los procesos del cuerpo. Para ello, las mitocondrias metabolizan los azúcares y las grasas que consumimos y, en última instancia, envían los electrones de los azúcares y las grasas a las moléculas de oxígeno para formar dióxido de carbono y agua. Este proceso es continuo; de hecho, las mitocondrias producen alrededor de 50 kilos de ATP *a diario*.[19]

Es imposible tener buena salud si la salud de las mitocondrias está en riesgo. Todos los factores que he mencionado en este capítulo ponen en peligro a las mitocondrias, pero la buena noticia es que resolver las disfunciones mitocondriales es una de las estrategias más sencillas y prometedoras para mejorar la salud y prevenir de tajo el desarrollo de enfermedades como el cáncer. El proceso por medio del cual las mitocondrias producen ATP se conoce como fosforilación oxidativa, y uno de los subproductos de este proceso son las especies reactivas de oxígeno. Estos átomos inestables tienen uno o más electrones no pareados, los cuales pueden formar radicales libres con potencial destructor. Los radicales libres intentan robarse los electrones de otras moléculas con la intención de estabilizarse, y ese proceso puede crear un ejército de radicales libres hambrientos capaces de degradar las membranas, las proteínas y el ADN de las mitocondrias.

Los radicales libres también dañan el ADN al interferir en la replicación y las actividades de mantenimiento, y alterar su estructura. Las investigaciones estiman que el ADN sufre entre 10 000 y 100 000 ataques diarios por parte de radicales libres, lo que representa casi *un ataque por segundo.*[20]

Todos estos factores traen como resultado la degradación de los tejidos, lo que incrementa el riesgo de desarrollar enfermedades. De hecho, los radicales libres se asocian con más de 60 enfermedades distintas, incluyendo cardiopatías, cáncer y trastornos neurodegenerativos como Alzheimer y Parkinson.

Curiosamente, los radicales libres también influyen en la salud, no sólo en la enfermedad. De hecho, regulan muchas funciones celulares cruciales, como la creación de melatonina y monóxido de nitrógeno, y la optimización de procesos importantes que regulan las funciones del apetito, el almacenamiento de grasas y el envejecimiento.

Los horarios de comida

El doctor Satchin Panda, especialista en el ritmo circadiano que trabaja en el Instituto Salk de Estudios Biológicos en San Diego y autor de *Activa tu ritmo biológico: pierde peso, llénate de energía y mejora tu salud equilibrando tu ritmo circadiano*, ha descubierto que sólo 10% de la población estadounidense consume todos sus alimentos diarios dentro de una ventana de 12 horas.[21] Me sorprendió conocer esta cifra, pues implica que la gente come casi todo el tiempo que permanece despierta. De hecho, la investigación del doctor Panda reveló que los estadounidenses suelen comer durante casi 15 de las 24 horas del día, y que consumen más de 35% de las calorías diarias después de las 6 p. m., que es cuando las necesidades energéticas son menores. Este tipo de alimentación permanente detona diversos problemas de salud por el simple hecho de que no estamos diseñados para estar comiendo a cualquier hora del día, sobre todo tres horas antes de ir a dormir.

> Sólo 10% de la población estadounidense consume todos sus alimentos diarios dentro de una ventana de 12 horas.

Pensemos en nuestros ancestros. Ellos no tenían acceso a un refrigerador lleno de comida cada vez que sentían el más mínimo indicio de hambre o de aburrición. La cacería, la recolección y el cultivo de alimentos no proveían un flujo constante de calorías. Incluso en temporadas de bonanza, por lo regular se requería tiempo y esfuerzo para volver comestibles los alimentos disponibles. Como resultado de la forma en que la humanidad evolucionó y se vio obligada a adaptarse a periodos de escasez de alimento, el cuerpo tiende a trabajar de forma poco óptima si lo alimentamos de forma continua e ignoramos las tradiciones ancestrales de pasar periodos sin consumir alimentos.

Aunque soy un férreo defensor de cerrar dicha ventana de alimentación a no más de seis a ocho horas al día, la bibliografía científica deja en claro que la estrategia más importante que podemos implementar es dejar de comer al menos tres horas antes de irnos a dormir.

¿Por qué? Cuando comemos poco antes de irnos a dormir, surgen tres problemas graves:

1. **Se altera la salud de las mitocondrias.** Las investigaciones[22] son contundentes al respecto: las necesidades energéticas del cuerpo están en su menor nivel cuando duermes. Si le das al cuerpo combustible cuando no lo necesita, el sistema de producción de ATP del cuerpo (que produce energía a partir de los alimentos que

consumes) se refuerza, y mucha de esa energía termina siendo redirigida y almacenada como grasa. El excedente de grasa, a su vez, produce un exceso de especies reactivas de oxígeno, lo que contribuye a que los radicales libres dañen las membranas celulares, las proteínas y, sobre todo, el ADN.

2. **Se altera el ritmo circadiano.** El cuerpo humano, como el de cualquier otro ser vivo, está diseñado a la perfección para adaptarse a los ritmos del amanecer y el anochecer. Todas las células del cuerpo tienen su propio reloj que les dicta a los genes cuándo activarse y desactivarse, y las hormonas, los neurotransmisores y los órganos siguen un ciclo en el que sus funciones cambian según la hora del día. El ritmo circadiano es lo que nos mantiene alerta durante el día y nos provoca sueño en las noches, pero cumple funciones mucho más complejas que sólo ésas: también regula la digestión, la reparación celular y el tono muscular. Si nuestro ritmo circadiano no está sano, es muy difícil que el cuerpo lo esté. Y comer justo antes de dormir descompone el ritmo circadiano y desencadena una cascada de efectos nocivos.

3. **Disminuye la capacidad de quemar grasas de forma eficaz.** Una vez que adquieras flexibilidad metabólica y seas capaz de quemar grasas como combustible, necesitarás agotar los almacenamientos de glicógeno (azúcar) del hígado antes de que el cuerpo haga la transición a usar las grasas almacenadas y produzca cetonas en el hígado para usarlas como fuente de energía. Si comes poco antes de irte a dormir, por lo general no das tiempo a que disminuyan los niveles de glicógeno en el hígado, por lo que saboteas la oportunidad de hacer la transición metabólica hacia la quema de grasas.

Dormir a buena hora y dormir bien es otra de las estrategias más importantes que puedes implementar para cuidar tu salud. Si no me crees, te recomiendo que leas el libro *Por qué dormimos*, del doctor Matthew Walker, el cual te permitirá apreciar mejor los inmensos beneficios a la salud que trae consigo darle al cuerpo el tiempo suficiente de sueño. Además, conocerás y entenderás los peligros de no descansar de forma adecuada.

Todos los órganos del cuerpo requieren descanso, incluyendo el sistema digestivo. Según el doctor Panda, estos órganos necesitan incluso más que las ocho horas de sueño que se recomiendan para una vida sana. Muchos órganos necesitan al menos 12 horas de no procesar alimentos para poder repararse. En palabras del doctor Panda, "así como no se puede reparar una carretera en la que sigue fluyendo el tráfico, tampoco se puede reparar por completo el tracto digestivo si sigues comiendo hasta que llega la hora de ir a dormir".

El doctor Panda ha realizado investigaciones tanto en humanos como en ratones, y ha observado en ambos casos que restringir la ventana de alimentación a 12 horas o menos trae consigo muchísimos beneficios, *incluso* si los alimentos que el sujeto consume no tienen una alta densidad de nutrientes. Aunque yo sostengo que es esencial consumir alimentos con alta densidad de nutrientes, lo impresionante de las investigaciones del doctor Panda es que demuestran que, si comes saludable, *pero a la hora incorrecta*, puede hacerte tanto daño como la comida chatarra.

También ocurre lo contrario. Aunque comas cosas *de mala calidad*, obtendrás beneficios si lo haces dentro de una ventana de tiempo restringida. En experimentos con ratones, el doctor Panda tomó un grupo de ratones nacidos de la misma madre en la misma habitación (de modo que su peso y su flora intestinal fueran lo más parecido posible), y los dividió en dos grupos: a uno lo alimentó con la típica dieta estadounidense alta en carbohidratos y azúcares, y les permitía comer en todo momento. El otro grupo recibió la misma dieta y el mismo número de calorías, pero sólo tenía permitido comerlas durante un periodo de entre 8 y 12 horas al día. El grupo con restricción horaria se libró de la obesidad, la diabetes, las cardiopatías, la inflamación sistémica, la hipercolesterolemia y otras enfermedades que el grupo con comida permanente sufrió.

Lo más increíble es que después de eso, cuando el doctor Panda y su equipo restringieron los horarios de alimentación de los ratones con sobrepeso a un periodo de entre 8 y 10 horas al día, lograron revertir muchas de esas mismas enfermedades. El doctor Panda y su equipo también realizaron un estudio piloto en el que voluntarios con sobrepeso comieron sólo en un periodo de entre 10 y 11 horas al día durante 16 semanas. Al final de la intervención, las personas participantes afirmaron sentir mejorías significativas en cuanto a calidad del sueño, niveles de energía y cantidad de apetito antes de dormir. También perdieron peso y no lo recuperaron en el transcurso del siguiente año.

Por todo lo anterior, el mejor primer paso que puedes dar para internarte en el mundo del ayuno es dejar de comer al menos tres horas antes de irte a dormir. Una vez que eso se vuelva parte de tu rutina diaria —por lo regular toma un mes incorporar un nuevo hábito—, puedes dar el siguiente paso, que es restringir la alimentación diaria a una ventana de no más de 12 horas.

Piensa que comer sólo durante un periodo de 12 horas es igual que lavarse los dientes: es algo que se hace a diario y que ayuda a mantener la salud actual. Quizá no logres revertir por completo las enfermedades que padeces si comes sólo dentro de esa ventana de 12 horas, pero no estarás contribuyendo a enfermarte más. Sólo asegúrate de que tres de esas horas en las que no comas sean las previas a ir a la cama. Por ende, si sueles acostarte a las 11 p.m., toma el último alimento a las 8 p.m. y luego no pruebes bocado hasta las 8 a.m. del día siguiente.

Si comes en exceso, consumes muchos carbohidratos o cenas poco antes de irte a la cama, el cuerpo produce muchas menos especies reactivas de oxígeno que cuando haces ayunos periódicos y priorizas el consumo de alimentos más saludables, como grasas de alta calidad y verduras no amiláceas bajas en carbohidratos. Al ayunar, las mitocondrias no tienen que estar peleando constantemente contra los radicales libres (pues la quema de grasas produce muchas menos especies reactivas de oxígeno dañinas que la quema de azúcares). Por ende, mejora su salud y son capaces de realizar su trabajo de forma más eficaz, además de que se pueden reparar con más facilidad o autodestruirse si están demasiado dañadas.

Incorporar el ketoayuno a nuestra vida ayuda a atacar las razones principales por las que nos enfermamos. Dejar de comer durante ciertos periodos de tiempo nos brinda una excelente oportunidad para revertir las consecuencias que ya mencioné, además de permitirle al cuerpo sobrealimentado y abrumado emprender acciones para restablecer su salud.

De cara a las actuales epidemias sin precedentes, caracterizadas por enfermedades causadas por exceso de alimentos y exposición a sustancias químicas tóxicas, resulta lógico que el ayuno, como antiguo método de sanación, esté empezando a resultarle intuitivamente sensato a mucha gente.

Antes de ahondar en lo que dicen las investigaciones recientes sobre los beneficios del ayuno, veamos primero cómo se ha usado éste a lo largo de la historia de la humanidad para cumplir toda clase de propósitos importantes más allá del cuidado de la salud. Creo que te sorprenderá y reconfortará saber que el ayuno tiene un récord largo e innegable en lo que respecta a promover la fuerza y la evolución de los seres humanos.

RESUMEN

- La mitad de la población estadounidense —es decir, 164 millones de personas— tiene al menos una enfermedad crónica. Aunque la medicina occidental es buena para diagnosticarlas, no lo es tanto cuando se trata de proveer información que permita prevenirlas e impedir su desarrollo (o incluso revertirlas).
- Los cambios en la alimentación humana durante el último siglo han contribuido al incremento de enfermedades crónicas; este incremento parece estar vinculado con el consumo de grasas

omega-6 industrializadas, la disminución de grasas saturadas sanas y la dependencia excesiva de cereales ricos en carbohidratos y azúcares, así como con el hecho de que cada vez pasamos menos tiempo sin comer, salvo cuando dormimos.

- Nuestro suministro de alimentos y el medio ambiente están cada vez más contaminados por sustancias químicas dañinas, desde aditivos de comida, fertilizantes sintéticos y pesticidas, hasta campos electromagnéticos.
- Otros factores que contribuyen al aumento en la prevalencia de enfermedades son el exceso de hierro, los cambios en el microbioma y el aumento en la inflamación sistémica.
- Todos estos factores externos han contribuido a alterar la salud de las mitocondrias, lo que desencadena una cascada de consecuencias fisiológicas que merman la capacidad del cuerpo de combatir las enfermedades.

Capítulo 2

La historia del ayuno

Sé que parecerá que ayunar es otra dieta de moda, frente a las frenéticas tendencias alimenticias bajas en colesterol, bajas en grasas y libres de gluten que se han apoderado de la conciencia colectiva en las últimas décadas. Sin embargo, en realidad es tanto una tradición como un mecanismo de sanación tan antiguo como la humanidad misma. De hecho, el ayuno desempeñó un papel crucial en la supervivencia humana en el principio de los tiempos. Cuando lo llevas a cabo, participas en una actividad que está escrita en tu ADN y que practicaron tus ancestros durante milenios.

El ayuno empezó siendo simplemente parte de la vida. La biología evolucionista especula que el acceso a los alimentos fue siempre inconsistente desde la aparición de nuestra especie.[1] Incluso después del desarrollo de prácticas agrícolas incipientes hace unos 10 000 años y su gradual refinamiento con el paso de los siglos, el acceso a alimentos siguió siendo impredecible. No ha sido sino en los últimos 150 años que la humanidad alcanzó el nivel alto de predictibilidad alimenticia con el que contamos en la actualidad, pues ahora tenemos la tecnología no sólo para producir la comida, sino también para refrigerarla y transportarla largas distancias.

En términos evolutivos, 150 años es un mero parpadeo en comparación con la historia ancestral en la que, como especie, desarrollamos la flexibilidad metabólica para producir cetonas a partir de grasa cuando el suministro de glucosa es bajo y entrar en un estado de quema de grasas conocido como cetosis. Esta flexibilidad es la que le permite a nuestra especie sobrevivir sin alimentos.

Hay varias hipótesis evolutivas que intentan explicar de qué forma la escasez periódica de alimentos durante la evolución humana dio forma a nuestra capacidad de almacenar grasas,[2] pero no son tantas las que explican cómo esto contribuyó a nuestro uso eficiente de dicha grasa para producir cetonas que sirvan como combustible para el cerebro y otros órganos. Como sea, la realidad es que no estamos adaptados a nivel genético ni bioquímico para comer todo el tiempo —como la mayoría de la gente lleva haciendo desde hace más de un siglo— y seguir estando sanos. Ahora que podemos ir al refrigerador o detenernos en cualquier restaurante de comida rápida, rara vez tenemos oportunidad de producir cetonas, pues nuestros niveles de glucosa e insulina se mantienen bastante elevados. El ayuno no es sólo una cuestión de necesidad: es lo que nos permite crear las condiciones que contribuyeron a la supervivencia de nuestra especie.

> *"Ayunar es la intervención alimenticia más antigua del mundo...*
> *no sólo es la más famosa e increíble, sino que está certificada*
> *por la historia"*
>
> —DOCTOR JASON FUNG, autor de *La guía completa del ayuno*

Examinar la historia del ayuno demuestra que la humanidad ha ayunado históricamente no sólo porque no siempre tenía otra alternativa, sino porque hacerlo de forma periódica aporta una amplia gama de beneficios adicionales, ya sean espirituales, políticos, religiosos o terapéuticos.[3,4,5]

(Si deseas ahondar en la historia del ayuno, recomiendo el libro *Fasting: An Exceptional Human Experience*, de Randi Fredericks, que es el repaso histórico más exhaustivo del ayuno humano publicado hasta la fecha.)

Ayuno religioso

El ayuno religioso está documentado en los textos sagrados de todas las grandes religiones, incluyendo las siguientes:

- **Judaísmo.** La biblia hebrea data de alrededor del año 500 a. C., y sus referencias al ayuno han tenido una influencia considerable en la práctica del judaísmo. El Talmud, otro texto sagrado del judaísmo, escrito alrededor del año 300 a. C., hace alusión a varios días de ayuno comunal, incluyendo Yom Kippur y Tisha B'Av, que son ayunos absolutos de un día entero. Los esenios, una antigua comunidad judía asceta, ayunaban sólo con agua durante 40 días al año para purificar el cuerpo y desarrollar una relación más estrecha con Dios.

  Las comunidades judías actuales ayunan tradicionalmente durante periodos de gran conmoción, como una forma de expresar aflicción o gratitud, y como forma de preparación para las revelaciones divinas. También usan el ayuno para conmemorar sucesos de vida significativos, para arrepentirse, para honrar la muerte de un ser querido y como acto de súplica. El ayuno es obligatorio a partir de los 13 años para los varones y de los 12 años para las mujeres, aunque están exentos de él las mujeres embarazadas y lactantes, además de las personas enfermas. El ayuno también se usa como método de transformación y para mejorar la conciencia espiritual en tradiciones judías místicas como la cábala.

- **Cristianismo.** El ayuno se ha practicado en la mayor parte de las religiones cristianas, incluyendo el anglicanismo, el catolicismo, el catolicismo ortodoxo y la ortodoxia oriental como método de arrepentimiento; para purificar el cuerpo, la mente y el alma; para fortalecer las plegarias; y para sobreponerse a deseos que obstaculizan la relación del creyente con Dios. La Biblia, la cual se escribió al comienzo del primer milenio, hace alusión a diversos ayunos, de los cuales los más famosos son los de 40 días que realizaron Jesús y Moisés.

Entre los ayunos mencionados en la Biblia hay ayunos parciales que implican abstenerse de ciertos alimentos o no realizar ciertas comidas; ayunos normales que implican abstenerse de cualquier alimento y bebida, salvo agua (ayuno con agua); ayunos absolutos que implican abstenerse de cualquier alimento y bebida (ayuno seco); y ayunos sobrenaturales como el que realizó Moisés, quien sobrevivió durante 40 días sin comer ni tomar líquidos. El ayuno de la cuaresma, que es un ayuno parcial de 40 días en honor al ayuno de 40 días que realizó Jesús en el desierto, es quizá el más conocido entre los cristianos. Lo realizan tanto los católicos como la Iglesia Ortodoxa Oriental, aunque otras iglesias cristianas también realizan periodos de ayuno de 40 días similares.

- **Islam.** El Corán, el cual se escribió alrededor de 600 d. C., provee instrucciones sobre tres tipos de ayuno: el ayuno ritual que se realiza en días particulares para honrar a alguien; el ayuno de penitencia que se hace por arrepentimiento o como sacrificio; y el ayuno asceta, el cual se hace para experimentar la humildad.

Ayunar durante el mes sagrado del Ramadán es obligatorio para cualquier adulto con buena salud física y emocional que no se encuentre de viaje. Durante este periodo, los musulmanes convergen en la abstención de alimentos, bebidas y relaciones sexuales entre el amanecer y el anochecer, lo cual se considera una forma de alimentación con restricciones de tiempo. Antes y después del Ramadán, no se recomienda ayunar más de una vez cada tercer día.

El sufismo es una rama mística del islam que tiene una sólida tradición de ayuno. En el sufismo, el ayuno se considera una

44

práctica espiritual esencial que fortalece el amor, la humildad, la paciencia y la gratitud, además de ayudar a controlar los deseos físicos. Los sufís ayunan durante el Ramadán, pero también durante un retiro de 40 días que realizan los iniciados.

Rumi, uno de los poetas más famosos del siglo XIII, era sufí, además de practicante acérrimo del ayuno. Con respecto a dejar de comer, escribió: "Ayunad y ved la fuerza del espíritu revelarse". Rumi también defendía el ayuno como catalizador de la creatividad, lo cual se evidencia en este fragmento de uno de sus poemas: "Hay una dulzura oculta en el vacío del estómago. / Somos laúdes, ni más, ni menos. / Si la caja de resonancia está llena, no produce música. / Si el cerebro y el vientre arden de ayuno hasta limpiarse, / a cada momento del fuego saldrá una nueva melodía".

- **Budismo.** El budismo surgió de las enseñanzas fundacionales de Buda alrededor de 500 a. C. y es la religión más grande de toda Asia. Según los recuentos de la vida de Buda en textos antiguos (conocidos como sutras), el Buda (entonces llamado Siddhartha Gautama) comenzó una vida espiritual de renuncia por medio de la práctica de ascetismo estricto durante seis años, en los cuales rechazó las necesidades corporales, incluyendo la de alimentarse. Aunque avanzó en su camino espiritual, con el tiempo cayó en cuenta de que el ascetismo extremo no le permitía alcanzar la liberación máxima y que la fuerza física era necesaria para continuar en su camino. Después de nutrir el cuerpo con un tazón de papilla de arroz, pasó la noche meditando y por fin alcanzó la iluminación suprema. Después de eso, Buda se dedicó a promover el justo medio, el cual no implicaba prácticas ascetas estrictas como negarle al cuerpo comida, sino moderación, como no comer después del mediodía, lo cual buena parte de la comunidad monástica Theravada sigue haciendo hasta la fecha.[6] Los devotos de a pie también dejan de comer después del mediodía en ciertos días especiales, lo cual se conoce como Uposatha.

Algunos practicantes del budismo adoptaron después prácticas de ayuno más rigurosas que las que defendía el propio Buda. Por ejemplo, en la tradición tibetana, el ayuno se usa en prácticas como el Nyungne, en donde la persona toma la comida de la mañana el primer día, y después no habla ni come durante el resto del día ni al día siguiente con la intención de purificar el cuerpo, la mente y el espíritu. Otra práctica de la tradición tibetana es el Ningne, un ayuno de medio día que tiene el objetivo de evitar la reencarnación en reinos inferiores. Para los practicantes de a pie, el ayuno suele consistir en privarse de ciertos grupos alimenticios, como carne. Para el budismo, ayunar es una práctica de desapego, de disciplina personal y, en otras tradiciones, de no violencia.

- **Jainismo.** El jainismo lleva a cabo algunos de los ayunos religiosos más fervorosos del mundo. Los rituales de ayuno jainistas están definidos en los libros sagrados que en conjunto reciben el nombre de Agamas (Aagam), algunos de los cuales datan del siglo v a. C. En estos textos, el ayuno se describe como la práctica espiritual suprema.[7,8] Para los jainistas, el objetivo del ayuno es practicar la no violencia, disminuir los deseos, arrepentirse y purificar la mente y el cuerpo, todo lo cual, en última instancia, disuelve el karma.

  Los jainistas practican diversos tipos de ayuno, incluyendo la abstención de toda clase de alimentos y bebidas, comer menos de lo necesario, limitar la cantidad de alimentos que consumen y renunciar a sus alimentos favoritos. También participan en lo que se conoce como grandes ayunos, en los que se deja de consumir alimentos durante varios meses, y, en ocasiones inusuales, en el Santhara (o Sallekhana), un tipo de ayuno ritual que deriva en la muerte, el cual sigue un código estricto y se asemeja más a la eutanasia que al suicidio.

- **Taoísmo.** Los orígenes del taoísmo se remontan a una figura llamada Lao-tzu, quien se supone que vivió en el siglo vi a. C. y compuso el famoso Tao Te King. El taoísmo, quizá más que cualquier otra religión, pone un gran énfasis en el cultivo del cuerpo para el desarrollo espiritual. Esto se basa en la creencia taoísta de que todo en la existencia, incluyendo el cuerpo humano, está hecho de la misma sustancia vital, conocida como *qi*. Las prácticas de cultivo personal, como ejercicios de respiración, la alimentación y el ayuno (entre otras) son capaces de equilibrar, potenciar, nutrir y armonizar el *qi*, por lo que representan la base de la salud humana. A medida que se transforma el *qi*, el cuerpo también se transforma, lo que deriva primero en la restauración de la salud, luego en longevidad y, en última instancia (en el extremo más radical), en la inmortalidad.[9]

El compendio más detallado y extenso de prácticas dietéticas religiosas en el canon taoísta se encuentra en el *Taishang Lingbao Wufuxu*, el cual se escribió entre los años 100 y 400 d. C. Ahí se describen los tres niveles de ascetismo dietético.[10] En el primer nivel se comienza complementando una dieta normal o reducida con verduras, hierbas y minerales con resonancias energéticas específicas (formas del chi) que empiezan a transformar el cuerpo. En el segundo nivel se deja de complementar y en vez de eso se reemplaza la dieta normal con cantidades pequeñas de aquellos complementos. En el tercer nivel se llevan a cabo prácticas de ayuno prolongado, en las que no se consume alimento ni agua, sino que se ingiere *qi* cósmico por medio de respiraciones y visualizaciones. A cada nivel de rigor corresponden distintos beneficios. El primero y más importante es curar las "cien enfermedades" (*baibing*); es decir, todas las enfermedades. Esto va seguido del perfeccionamiento de la salud personal, lo cual implica restaurar la visión y la audición, fortalecer los huesos y los músculos, rejuvenecer la piel y reestablecer el cabello canoso y la dentadura. A partir de ahí, seguir incrementando el rigor de los protocolos deriva en logros extraordinarios como clarividencia, clariaudiencia, volverse resistente al frío y al calor, y desarrollar la capacidad de volar. Por último, el cuerpo mismo se espiritualiza, lo que trae consigo longevidad extrema (400 a 40 000 años) o hasta la inmortalidad.[11]

Huelgas de hambre

Las huelgas de hambre son una forma política de ayuno. Se usan como estrategias de resistencia no violenta en donde el participante renuncia de forma voluntaria a los alimentos (y a veces también al agua) con la intención de atraer la atención de la gente hacia una supuesta injusticia personal o social.[12,13] Es muy inusual que quien realiza una huelga de hambre ayune hasta morir.

Uno de los primeros recuentos de ayuno político apareció en el *Ramayana*, un antiguo poema épico indio compuesto a principios del siglo V a. C.[14] Cuenta la historia que Bharata, hermano de Rama, intentó ayunar hasta la muerte para protestar por el exilio de Rama del reino. No obstante, Bharata no logró completar el ayuno porque Rama intervino y lo interrumpió. También hay recuentos de huelgas de hambre en la Irlanda precristiana, hace unos 1 500 años, con una tradición denominada *troscadh* o *cealachan*, en la cual una persona que se sentía agredida por otra ayunaba en la puerta del presunto agresor.[15] Al parecer esta estrategia funcionaba, pues se consideraba un terrible deshonor permitirle a alguien morir en la puerta de tu casa y, si el ayunador moría, el acusado debía pagar las deudas del difunto.

Aunque las huelgas de hambre se siguen usando con frecuencia para protestar en contra de presuntas injusticias, los ayunos políticos más publicitados ocurrieron en el siglo XX, incluyendo los de las sufragistas a principios de siglo y el de los prisioneros políticos irlandeses en los años ochenta. Y, por supuesto, también el de Gandhi.

El ayunador político más famoso del mundo es precisamente el activista indio Mahatma Gandhi (1869-1948), quien realizó 17 huelgas de hambre entre 1913 y 1948. La más larga de éstas duró 21 días.[16]

Gandhi ayunó para protestar en contra de las injusticias sociales y la violencia, así como para promover la unidad entre hindús y musulmanes. Aunque Gandhi realizó ayunos en los que su intención era hacerlo hasta morir por la causa que defendía, jamás llegó a ese extremo porque por lo regular solían cumplir sus exigencias antes de que llegara a ese punto. El ayuno también era una práctica espiritual para Gandhi, quien escribió: "La luz del mundo se iluminará en tu interior cuando ayunes y te purifiques".

Ayuno terapéutico

La finalidad del ayuno terapéutico es mejorar la salud física, aunque puede traer consigo también beneficios espirituales. Existen evidencias de que los eruditos de la Grecia antigua, incluyendo a Platón, Plutarco e Hipócrates, promovían el uso terapéutico del ayuno hace más de 2 000 años.[17]

En palabras de Platón: "Ayuno para aspirar a la máxima eficiencia física y mental". Plutarco, por su parte, declaró: "En lugar de usar medicinas, es preferible ayunar un día". Y, con respecto al ayuno, Hipócrates dijo: "Todos tenemos un doctor dentro; sólo necesitamos ayudarlo a hacer su trabajo. La fuerza de sanación natural dentro de cada uno de nosotros es la fuerza más poderosa para recuperarse. Comer cuando se está enfermo implica alimentar la enfermedad". Aunque estas civilizaciones antiguas y sus influyentes filósofos defendían el ayuno como una alternativa más potente a la ciencia de la medicina, sugerir que los pacientes deben dejar de comer para mejorar su salud es algo que la comunidad médica sólo ha promovido de forma marginal. Aunque eso ha empezado a cambiar, unas cuantas personas y movimientos han mantenido la llama encendida hasta la fecha.

En el siglo xv el médico Teofrasto Paracelso —uno de los tres padres de la medicina occidental— aludió a los mecanismos de sanación natural del cuerpo y a la capacidad del ayuno para estimularlos cuando escribió: "El ayuno es el mejor remedio: el médico interior". Benjamin Franklin también proclamó las capacidades curadoras del ayuno a finales del siglo XVIII cuando escribió: "La mejor de las medicinas es descansar y ayunar". Aunque Franklin no era un profesional médico, sí fue un pensador científico influyente.

Aprendí mucho sobre la historia del ayuno en Estados Unidos gracias al doctor Alan Goldhamer, quien ha supervisado a más de 16 000 pacientes que han realizado ayunos con agua en el centro de salud TrueNorth en el norte de California, y a quien consulté durante la redacción de este libro. El tipo de ayuno terapéutico que Goldhamer practica tiene sus orígenes en el movimiento higienista natural, el cual fue creado en 1811 por Isaac Jennings (1788-1874), considerado el primer médico estadounidense en usar el ayuno terapéutico y los principios higiénicos en lugar de fármacos medicinales.[18] Sylvester Graham (1792-1851), ministro presbiteriano y creador de la famosa galleta graham, contribuyó a popularizar las enseñanzas de Jennings al defender ferozmente el ayuno, al igual que la dieta vegetariana, el agua natural, la luz del sol, el aire puro, la abstinencia de sustancias embriagantes o estupefacientes, el ejercicio, el aplomo emocional y el descanso.

Otros médicos estadounidenses siguieron la tradición higiénica, y muchos de ellos se graduaron de escuelas de medicina eclécticas y publicaron múltiples obras sobre estilo de vida, alimentación y ayuno. Aunque la enseñanza y la práctica del higienismo natural o la "cura natural" siguieron vigentes en muchas clínicas durante los 100 años posteriores, cayó en desuso con la predominancia creciente de enfoques médicos más convencionales.

Más tarde, hubo una inesperada práctica exitosa del ayuno con el médico Henry Tanner. En 1877, el doctor Tanner era un respetable médico de mediana edad que vivía en Duluth, Minnesota. Llevaba años sufriendo de reumatismo y había consultado a varios colegas, quienes consideraban que "no tenía remedio". También padecía asma, lo cual le causaba alteraciones crónicas del sueño. Por lo tanto, pasaba la vida entera con dolor permanente.

A Tanner le habían enseñado en la Facultad de Medicina que los seres humanos no podían vivir más de 10 días sin alimentos, y eso lo reconfortó. Decidió que dejaría de comer hasta morir de hambre. Más tarde afirmaría que: "En esas circunstancias, para mí la vida no valía la pena… había tomado la decisión de librarme del sufrimiento físico y entregarme a los brazos de la muerte". Sin embargo, el destino le tenía preparada una agradable sorpresa. Al invocar inconscientemente la constelación de respuestas promotoras de la salud asociadas al ayuno con agua, al poco tiempo empezó a recuperarse.

Al quinto día de ayuno, Tanner empezó a dormir con más tranquilidad. Para el decimoprimer día, afirmó sentirse "tan bien como en mi juventud". Como esperaba para entonces estar al borde de la muerte, le pidió a un colega suyo, el doctor Moyer, que lo revisara. Como era de esperarse, el doctor Moyer quedó maravillado.

Según el recuento de Tanner, Moyer le dijo: "Deberías estar por cruzar el umbral de la muerte, pero definitivamente te ves mejor que nunca". Tanner siguió ayunando, bajo la supervisión de Moyer, durante otros 31 días. En total, ayunó 42 días.

Cuando otros médicos escucharon su historia, que la prensa sensacionalizó, reaccionaron con recelo y fuertes críticas. Aunque la mayoría lo consideró un fraude, al menos Tanner rio al último. Después de ayunar, Tanner dejó de experimentar síntomas de asma, reumatismo o dolor crónico, y vivió una vida plena hasta su muerte a los 90 años.

En las décadas posteriores a la experiencia de Tanner, unos cuantos defensores del movimiento higienista natural mantuvieron viva la práctica y las nociones del ayuno terapéutico en Estados Unidos, lo cual explica por qué, en 1903, Mark Twain escribió en su obra *My Debut as a Literary Person*: "Un poco de inanición puede ayudar más a un hombre común enfermo que las mejores medicinas y los mejores médicos".

No obstante, cuando en 1911 el naturópata y quiropráctico Herbert M. Shelton (1895-1985)[19] se interesó en los principios de higienistas y comenzó a devorar los textos producidos por higienistas populares de la época, el movimiento higienista natural experimentó un resurgimiento genuino. Shelton después aprendió de los especialistas en ayuno del MacFadden's College (en Chicago), el Crane's Sanatorium (en Elmhurst, Illinois) y la Crandall's Health School (en York, Pennsylvania). En 1928 fundó una institución dedicada al ayuno y escuela de salud que se mantuvo activa durante más de 40 años. También publicó incontables libros sobre ayuno e higienismo natural, y desarrolló un protocolo de ayuno estricto que especificaba que sólo se debía tomar agua; evitar los enemas, el ejercicio o cualquier tratamiento; y hacer reposo absoluto. Ésta es la base del protocolo de ayuno terapéutico que se usa en el centro de salud TrueNorth, al norte de California, la clínica de ayuno con agua más grande de Estados Unidos.[20]

En 1949 Shelton, junto con los naturópatas y quiroprácticos William Esser, Christopher Gian-Cursio y Gerald Benesh, formó la Sociedad de Higienistas Naturales de Norteamérica, que en la actualidad se conoce como Asociación de Salud Nacional (NHA, por sus siglas en inglés), una organización laica dedicada a la preservación de los principios del higienismo natural. En 1978 se formó la Asociación Internacional de Médicos Higienistas (IAHP, por sus siglas en inglés) para promover el uso profesional del higienismo natural. La IAHP sigue existiendo hasta nuestros días, y se encarga de organizar capacitaciones clínicas y exámenes de certificación médica en ayuno terapéutico. El centro de salud TrueNorth es, en la actualidad, el único centro de ayuno con agua en Estados Unidos que cuenta con supervisión médica y certificación de la IAHP.

Aunque el ayuno empezó a recobrar cierto prestigio en el campo médico durante el siglo XX, en ese siglo también hubo extraordinarios avances médicos en materia de técnicas quirúrgicas, terapias de radiación y nuevos medicamentos "milagrosos" que siguieron opacando la conciencia y validación generalizada de los mecanismos de autosanación que se desencadenan al ayunar.

Sin embargo, en las primeras décadas del siglo XXI está ocurriendo algo extraordinario: después de dejar que la medicina moderna y sus defensores acérrimos nos maravillaran durante décadas, ha empezado a surgir una fuerte oleada de desilusión que nada a contracorriente y que trajo consigo una incipiente revolución filosófica que intenta guiar a las ciencias de la salud en una nueva dirección que parece prometedora.

Esta nueva dirección parte de la base de que la mejor forma de favorecer la salud y la sanación es comprender y respetar las raíces biológicas de nuestra naturaleza. Este enfoque filosófico se basa en la conciencia de que la salud y la sanación son procesos naturales, y de que el cuerpo busca estar sano por default siempre y cuando le proveamos lo que necesita.

En consecuencia, el foco de atención se ha ido desviando del énfasis que la medicina convencional pone en los medicamentos y las cirugías para explorar las estrategias e intervenciones necesarias para desatar y reforzar estos procesos naturales, tal y como lo defendieron hace 2 000 años Hipócrates y Paracelso, los padres de la medicina.

A continuación examinaremos los beneficios del ayuno —compilados durante cientos de miles de años—, así como los hallazgos científicos más recientes de que el ayuno tiene un potencial extraordinario para mejorar la salud y sanar. Para algunos padecimientos, parece ser el tratamiento más efectivo que tenemos al alcance.

Con tanta evidencia clara y convincente, y con la motivación del ahorro económico, deseo con toda honestidad que el personal médico, las facultades de medicina, los sistemas hospitalarios, los sindicatos y las aseguradoras decidan fomentar y favorecer el uso de ayuno entre la gente a la que sirven. Al hacerlo, les estarían ofreciendo la revelación sanitaria más profunda de nuestros tiempos a millones de enfermos que sufren: la noción de que ayunar le permite al cuerpo sanar por sí solo sin los riesgos ni los costos asociados con los cuidados de salud y medicamentos convencionales.

RESUMEN

- El ayuno es una tradición de curación que ha existido desde los orígenes de la humanidad.
- La capacidad humana de quemar cetonas (pequeñas grasas hidrosolubles) y glucosa como combustible ha sido esencial para la supervivencia de la especie.
- El ayuno ha sido parte integral de muchas de las religiones humanas debido a sus efectos purificantes y beneficios espirituales.
- Las huelgas de hambre (una forma de ayuno) también se han usado para defender causas políticas, como lo hiciera Gandhi, quien realizó 17 huelgas de hambre a lo largo de su vida.
- Platón, Plutarco e Hipócrates defendieron ayunar para mejorar la salud hace más de 2 000 años.
- Isaac Jennings, fundador del movimiento higienista natural en Estados Unidos, codificó la tradición del ayuno terapéutico en 1811.

Capítulo 3

Los mecanismos del ayuno

Como ya mencioné antes, el ayuno es una de las intervenciones dietéticas más antiguas del mundo. La ciencia moderna confirma que puede
tener una influencia sumamente benéfica en la salud de toda clase de
seres vivos: humanos, animales y hasta organismos simples responden
a la carencia de nutrientes con adaptaciones fisiológicas que es evidente que parecen mejorar la salud y hasta incrementar la esperanza de
vida. Por ejemplo, los microorganismos *E. coli* (bacteria), *S. cerevisiae*
(levadura) y *C. elegans* (nematodo) que crecen sin nutrientes sobrevi-
ven durante más tiempo que cuando se les alimenta con una dieta rica
en nutrientes.

¿Por qué el ayuno es tan potente para mejorar la salud? En esencia,
porque estresa de forma positiva al cuerpo. Pero ¿qué es exactamente
lo que logra a nivel fisiológico que lo hace tan benéfico? Para contestar
esta pregunta, miremos de cerca los procesos que desencadena.

Disminución de la resistencia a la insulina

La resistencia a la insulina es una de las afecciones médicas más pe-
ligrosas y comunes que existen. Se estima que 80% de la población

estadounidense (y quizá hasta más) la padece. Quizá parezca una cifra elevada, pero déjame contarte más: en el libro *The Diabetes Epidemic and You*, del doctor Joseph Kraft, se describe una prueba muy precisa para medir la resistencia a la insulina, la cual es muy parecida a la prueba oral de tolerancia a la glucosa, pero también mide los niveles de insulina. Cuando el doctor Kraft realizó esta prueba a pacientes hace más de 15 años, observó que 80% de la población era resistente a la insulina. Esta afección es precursora de la diabetes, la obesidad, las cardiopatías y trastornos neurodegenerativos, varios tipos de cáncer y muchas otras enfermedades crónicas que también son epidémicas. La buena noticia es que el ayuno es uno de los mecanismos más efectivos para restablecer la sensibilidad normal de los receptores de insulina.

La insulina es la principal hormona encargada de indicarle al cuerpo si debe almacenar energía o quemarla. Cuando comes —en especial si comes los típicos alimentos altos en carbohidratos e hiperprocesados que la mayoría de la gente come a cualquier hora del día— los niveles de glucosa se elevan hasta alcanzar rangos poco saludables. Por ende, el cuerpo incrementa la producción de insulina con la intención de disminuir dichos niveles de glucosa.

Por desgracia, esto ha derivado en una estrategia médica bastante estúpida que muchos médicos usan para tratar a decenas de millones de diabéticos: con demasiada frecuencia les recetan insulina a personas con diabetes tipo 2 con la intención de que eso disminuya sus niveles de azúcar en la sangre. Lo que no toman en cuenta es que entre más elevados los niveles de insulina y la consiguiente resistencia a ésta, se vuelven un problema mucho más grave que la glucosa elevada.

La mejor forma de disminuir la insulina y la glucosa, y de tratar la resistencia a la insulina es disminuir la ingesta de carbohidratos y adquirir flexibilidad metabólica, como lo demostró de forma muy elocuente en un reporte de caso de 2018 publicado en el *British Medical Journal* el doctor Fung, nefrólogo canadiense y coautor de *La guía completa del ayuno*. En aquel documento, el doctor Fung explica que logró usar el ayuno intermitente de forma eficaz para revertir la resistencia a la insulina y la diabetes tipo 2 de tres pacientes que tenían diabetes desde hacía entre 10 y 25 años. Todos usaban insulina.[1] Una consecuencia de la resistencia a la insulina es el aumento de peso, pues el incremento en los niveles de insulina le indica al cuerpo que almacene energía como grasa. Otra consecuencia es que los receptores de insulina en las células empiezan a desensibilizarse, por lo que se requiere producir más y más insulina para lograr transportar la glucosa de la sangre a las células. Por ende, el cuerpo se mantiene en un estado constante de almacenamiento de grasas.

La clave para romper el ciclo es mantener niveles bajos de insulina de forma sostenida, para lo cual puede ser muy benéfico ayunar. Cuando le das a tu cuerpo un descanso de la comida, los niveles de glucosa en sangre disminuyen y, conforme esto ocurre, el páncreas produce cada vez menos insulina, pues el cuerpo ya no la necesita. De hecho, *ayunar reduce los niveles de insulina mucho más que ninguna otra estrategia conocida.* Y cuando estos niveles disminuyen, el cuerpo recibe el mensaje de liberar energía, de modo que empezamos a quemar la grasa almacenada. Eso también les permite a los receptores de insulina volver a sensibilizarse, de modo que, cuando vuelves a comer, el cuerpo ya no necesita liberar tanta insulina para regular los niveles de glucosa en la sangre. De ese modo se resuelve la resistencia a la insulina y podemos recobrar la salud.

Si realizas ayuno pico o alimentación con restricción de tiempo durante al menos 16 horas, eso tiende a agotar las reservas de glicógeno en el hígado. Si, como la mayoría de los estadounidenses, llevas muchos años con una dieta alta en carbohidratos, quizá te tome más tiempo agotar dichas reservas y disminuir tus niveles de glucosa e insulina, pero persistir rendirá frutos con el paso del tiempo. Una vez que logres agotar tus reservas de glicógeno, la resistencia a la insulina no tardará en resolverse, y también disminuirá el riesgo general de desarrollar casi cualquier enfermedad crónica y degenerativa. La programación del siguiente paso variará según la persona, pero con el tiempo la resistencia a la insulina se resolverá, recuperarás la flexibilidad metabólica y serás capaz de nuevo de quemar de forma eficiente la grasa almacenada. Una vez que hayas resuelto la resistencia a la insulina y recuperado la flexibilidad metabólica, el hígado empezará a transformar la grasa corporal almacenada en cetonas —proceso que se conoce como lipólisis— y a liberarlas en el torrente sanguíneo para que los tejidos con mayor actividad metabólica (incluyendo el cerebro y el corazón) las usen como combustible.

Es necesario tomar en cuenta que el tiempo que cada persona necesitará para alcanzar la meta de recobrar la capacidad de quemar grasas como principal fuente de combustible es variable. Si estás realizando un ayuno con agua bajo supervisión médica por un problema de salud específico, el proceso suele tomar entre dos o tres días. Si estás siguiendo una dieta cetogénica cíclica o ayuno de apoyo, por lo regular tomará unas cuantas semanas. Si tienes más de 22 kilos de sobrepeso y hace varios años que perdiste la flexibilidad metabólica, es posible que te tome varias semanas o hasta meses.

Autofagia

Otro extraordinario mecanismo de sanación que se desencadena a través del ayuno es el proceso de la autofagia. El prefijo *auto* proviene del griego y significa "uno mismo", y *fagia* significa "comer", por lo que la autofagia se puede definir como la capacidad del cuerpo de digerir sus propias células dañadas. Es un proceso de limpieza vital —equivalente a sacar la basura de la casa— que desintoxica las células y recicla las partes de los organelos que ya no son necesarias para que las células se rejuvenezcan. La autofagia también destruye invasores foráneos como virus, bacterias y otros patógenos.

La apoptosis es un proceso similar en el que se recicla la célula *entera*. Cuando algo entorpece la apoptosis, el riesgo de desarrollar cáncer se dispara porque la capacidad de eliminar las células dañadas está afectada. Por eso el ayuno es una estrategia adjunta muy útil no sólo para prevenir el cáncer, sino también para ayudar a tratarlo.

La autofagia se va haciendo más lenta de forma natural conforme envejecemos, y se sabe que esta ralentización contribuye a una amplia gama de enfermedades, incluyendo Alzheimer y Parkinson. La comunidad científica cree que, al activar la autofagia o reparar el mecanismo en casos de disfunción, será posible mejorar las condiciones de personas con trastornos neurodegenerativos como los ya mencionados, pues el proceso de autofagia eliminará de forma natural las proteínas dañinas. Sin este proceso, las células con el tiempo se sobrecargan de toxinas y basura, lo cual entorpece su capacidad de funcionar bien y suele provocar muerte celular prematura.

Hay una amplia variedad de formas para impulsar la autofagia, pero la más efectiva (y por mucho) es el ayuno. Cuando le permites al organismo funcionar sin alimentos, las células activan el interruptor de la autofagia como parte del mecanismo que le permite adaptarse a la carencia de comida y seguir produciendo la energía que el cuerpo necesita.[2] Después, durante la fase de reinserción de alimentos, los niveles de hormona del crecimiento incrementan, lo que propulsa la creación de nuevas proteínas y células. Dicho de otro modo, ayunar y luego romper el ayuno reactiva y acelera el ciclo de renovación natural del cuerpo.

Es algo muy similar al ejercicio físico, el cual causa cierto daño muscular y celular del cual el cuerpo se recupera generando músculos y tejidos más fuertes. Todo mundo sabe que el ejercicio es vital para la buena salud y que sin él nos debilitamos. Y también sabemos que si abusamos del ejercicio, el daño causado puede ser excesivo. Por ende, la recuperación óptima es una de las claves para maximizar los beneficios del ejercicio.

El ayuno funciona exactamente igual. Si ayunas de forma continua sin fases de recuperación, dañarás al cuerpo. La magia del ayuno ocurre en realidad durante la fase de reinserción de alimentos, que es cuando el cuerpo se regenera y sana.

Formas de estimular la autofagia

Ejercitarse intensamente (pero no demasiado). Cada tercer día realiza intervalos de alta intensidad o entrenamiento de resistencia durante media hora. El estrés agudo del ejercicio activa la autofagia del mismo modo que el ayuno estimula una vía metabólica llamada PGC-1 alfa, que también incrementa la biogénesis mitocondrial.

Activar la proteína quinasa activada por adenosín monofosfato (AMPK). La AMPK es una enzima que estimula la autofagia mitocondrial (mitofagia) y la biogénesis mitocondrial, así como otras cinco vías sumamente importantes: insulina, leptina, mTOR (proteína diana de la rapamicina en mamíferos), factor de crecimiento insulínico tipo 1 y PPARα (coactivador 1-alfa del receptor activado por proliferadores de peroxisomas gamma). Asimismo, incrementa el factor de crecimiento nervioso y ayuda a proteger al organismo del tipo de estrés oxidativo que causa la enfermedad de Parkinson. Los niveles de AMPK disminuyen de forma natural con el envejecimiento.

Llevar una dieta cetogénica cíclica ayuda a mantener niveles sanos de AMPK. Comer demasiadas grasas malas y no suficientes grasas saludables, así como no obtener cantidades suficientes de flavonoides polifenólicos (antioxidantes) inhibe la actividad de la AMPK. La mayoría de la gente sabe que la fórmula para determinar la frecuencia cardiaca máxima es 220 menos tu edad; sin embargo, para incrementar los niveles de AMPK y la autofagia, es mejor usar ejercicios de cardio que mantengan la frecuencia cardiaca de forma constante en 180 menos tu edad. Eso también ayuda a llegar a la zona de quema de grasas.

También se ha observado que la exposición regular a temperaturas bajas incrementa la AMPK y activa proteínas de la longevidad llamadas sirtuinas. Éstas por lo regular requieren que se active un cofactor llamado NAD+ (dinucleótido de nicotinamida y adenina, en donde el signo de suma indica la forma oxidada del compuesto); no obstante, la exposición al frío es una forma alternativa de activar las sirtuinas. Lo ideal es exponerse a temperaturas frías después de un sauna infrarrojo metiéndote a una piscina fría (a aproximadamente 18 °C), o puedes alternar entre duchas frías y calientes durante ciclos de un minuto durante un total de 10 minutos (siendo la última una ducha fría).

La resistencia a la insulina también es un potente inhibidor de la AMPK. Por ende, mantener esta enzima activada a través de una alimentación adecuada es otro factor esencial para preservar la autofagia saludable. Otra forma de activar la AMPK es a través de complementos alimenticios que benefician también la función y la salud de las mitocondrias:

- pirroloquinolina quinona
- berberina
- EGCG (galato de epigalocatequina) del té verde o las cáscaras de manzana
- cúrcuma
- apigenina, una flavona presente en el perejil y la manzanilla
- antocianinas, presentes en las moras azules
- quercetinas, presentes en muchas frutas y verduras
- resveratrol o su primo más fácil de absorber, pteroestilbeno
- vinagre de sidra de manzana
- CoQ10 o ubiquinona
- canela
- omega-3 de aceite de pescado o de krill
- astrágalo

¡Trasplante gratuito de células troncales!

Aunque la autofagia es sumamente importante para limpiar los componentes celulares disfuncionales o dañados, sólo sirve para librar la mitad de la batalla. También queremos detonar la producción de células nuevas y sanas, y de componentes celulares, y ahí es donde entran en juego las células troncales.

Hay mucho alboroto en los medios cuando se habla de células troncales. Este tipo de células tiene tal capacidad de regeneración que la gente se somete a trasplantes de células troncales por múltiples razones, pero sobre todo con la esperanza de impulsar la capacidad del cuerpo de sanar por sí solo. No obstante, pueden ser muy costosas (los tratamientos ascienden a los miles de dólares). Un aspecto especialmente fascinante del ayuno es que mejora la producción de células troncales dentro del cuerpo. En la edad adulta, las células troncales no se encuentran diferenciadas o no están comprometidas a ser un tipo de célula en particular, y se encuentran en los tejidos y órganos que el cuerpo usa para renovarse. Su papel principal es mantener y reparar los tejidos en los que se les encuentra.[3]

Además del costo elevado, otra desventaja de los trasplantes de células troncales es que, cuando te las inyectan, éstas carecen de la programación que les indica qué hacer. Sin embargo, cuando ayunas, la fase de reintroducción de alimentos provee instrucciones automáticas a las células troncales que ya posees y les dice que reconstruyan todo lo que se agotó durante el ayuno. Por esta razón, es mucho menos costoso y quizá más efectivo activar las células troncales de forma natural por medio del ayuno y la reintroducción de alimentos, en lugar de inyectándolas de forma artificial.

Grupos de investigación de la Universidad del Sur de California han observado que el ayuno disminuye los niveles del factor de crecimiento insulínico tipo 1 (IGF-1), una hormona cuya vía regula el crecimiento y la enfermedad, así como de la enzima PKA,[4] la cual se vincula con la orquestación del proceso de renovación de las células troncales. Conforme se reducen el IGF-1 y la PKA, se activa la regeneración de células troncales.

Asimismo, investigaciones financiadas por los Institutos Nacionales de Salud de Estados Unidos documentaron hace poco que ratones que ayunaban apenas un día duplicaban su capacidad regenerativa.[5] Observaron que un único ayuno mejoraba la función de células troncales intestinales tanto en ratones jóvenes como viejos, pues se potenciaba el metabolismo de las grasas. Las células troncales intestinales son responsables de preservar el recubrimiento intestinal, el cual suele renovarse a sí mismo cada cinco días. Cuando sufrimos una lesión o infección, las células troncales son esenciales para reparar cualquier daño. Conforme envejecemos, la capacidad regenerativa de estas células troncales intestinales disminuye, por lo que a los intestinos les toma más tiempo recuperarse. Podría decirse que las células troncales intestinales son las bestias de carga del intestino, pues dan lugar a más células troncales y a todos los distintos tipos de células intestinales diferenciadas.

Tal parece que usar grasas como fuente de energía ayuda a preservar la salud y el funcionamiento de las células troncales intestinales, y que la capacidad de descomponer y usar grasas como fuente de energía se ve mermada en personas ancianas… *a menos que ayunen*. Es un hecho que los ratones tienen un ritmo metabólico mucho más elevado que el de los humanos, por lo que para ellos un día de ayuno equivale a varios días humanos. No obstante, son resultados impresionantes por múltiples razones vinculadas a la activación de células troncales.

Las células troncales más felices son las que se alimentan de grasas

Investigadores de los Institutos Nacionales de Salud que trabajan con ratones descubrieron un fenómeno muy interesante, en el que cierto periodo de ayuno parecía tener efectos benéficos en las células troncales tanto de ratones jóvenes como de ratones adultos. Pero ¿qué mecanismos entran en juego? A través de experimentos puntuales descubrieron que la quema de grasas puede ser la responsable de la mejoría en el funcionamiento de las células troncales de los ratones que ayunaron. Cuando el grupo de investigación apagó el metabolismo de grasas por medio de manipulación genética, eso bloqueó los beneficios del ayuno en las células troncales intestinales de los ratones.

Entre 60 y 70% de la energía que provee la dieta estadounidense típica proviene de carbohidratos o azúcares, alrededor de 20% de grasas y el resto de proteínas. Lo más interesante es que, cuando ayunas, empiezas a extraer mucha más energía de la descomposición de grasas. El estudio recién mencionado también provee evidencias de que el ayuno induce un cambio metabólico en las células troncales intestinales para que, en lugar de quemar carbohidratos, quemen grasas. Curiosamente, este cambio celular mejora su función de forma significativa. El grupo de investigación cree que, cuando los ratones estaban ayunando, sus células troncales intestinales (en ratones de cualquier edad) dejaron de usar carbohidratos y empezaron a usar grasas como principal fuente de energía. Este cambio metabólico es lo que motiva la mejoría en el funcionamiento celular.

Y no sólo las células troncales del intestino hacen este cambio, sino las de todo el cuerpo. Claro que tomará más de un día, porque somos humanos y no ratones.

Desintoxicación

Como ya hemos mencionado, en la actualidad nos exponemos a incontables toxinas prácticamente todo el tiempo, las cuales almacenamos en los tejidos del cuerpo, en especial en el tejido adiposo. Las investigaciones indican incluso que ahora los bebés nacen con toxinas en la sangre del cordón umbilical, las cuales absorben de la madre.[6,7]

Muchas de estas sustancias son interruptores endócrinos, lo que significa que alteran la función de las hormonas, por lo que hasta en cantidades muy pequeñas pueden causar daños graves. Por todos estos motivos, la desintoxicación es un proceso importante que se debe realizar de forma regular si buscas optimizar tu salud.

Una de las formas más potentes de eliminar las toxinas del cuerpo es a través del ayuno. Esto ocurre porque, cuando ayunas y flexibilizas el metabolismo, el cuerpo quema principalmente grasas como combustible. Para tener acceso a esa grasa, el cuerpo descompone sus depósitos de grasa a través de un proceso conocido como lipólisis. Este proceso ayuda a movilizar las toxinas liposolubles almacenadas en la grasa. Entre más aproveches los depósitos de grasa como combustible por medio del ayuno o de la alimentación con restricción de tiempo, más movilizarás las toxinas y las extraerás de los tejidos.

Esto representa tanto una buena como una mala noticia; la buena noticia es que el ayuno moviliza las toxinas liposolubles y las libera para que el cuerpo pueda excretarlas por medio del sudor, la orina o las heces. La mala noticia es que, si no fortaleces las vías de desintoxicación para favorecer la adherencia de dichas toxinas y facilitar su excreción, *en realidad* no las expulsarás. En vez de eso, lo más probable es que se reabsorban y permanezcan en el cuerpo y sigan causando estragos en tu salud.

En el capítulo 6 ahondaré en este proceso, pero quise incluirlo aquí porque el tipo de desintoxicación que se desencadena con el ayuno puede representar un enorme beneficio, siempre y cuando se tenga el cuidado de fortalecer las vías de desintoxicación, que es justo para lo que está diseñado el protocolo del ketoayuno.

Ritmos circadianos

Como discutimos en el capítulo 1, el reloj interno del cuerpo —conocido como ritmo circadiano— orquesta casi todos los procesos del cuerpo; por lo tanto, si se ve alterado, puede detonarse una cascada de efectos muy negativos. Si te das un descanso de la comida, le das a los ritmos circadianos del cuerpo la oportunidad de regularizarse. Con el ketoayuno dejarás de interrumpir los ciclos naturales al dejar de comer en horarios en los que los requerimientos energéticos y las respuestas a la insulina y la glucosa están en el punto más bajo, en especial durante la noche.[8] Esto ayudará a estabilizar muchos de los sistemas más importantes del cuerpo, incluyendo el sueño y la sensibilidad a la insulina.

Salud intestinal

La población de microorganismos que habita en el intestino —la cual es tan personal y distintiva como las huellas digitales— desempeña un papel crucial en la salud y la prevención de enfermedades. La flora intestinal influye en la función de varios órganos internos, como la piel, los pulmones, los pechos y el hígado. Asimismo, se ha observado la influencia de los microbios intestinales en docenas de trastornos, como obesidad, depresión, síndrome de fatiga crónica, enfermedad de Parkinson y alergias,[9] por mencionar unos cuantos. Una de las explicaciones es que buena parte del sistema inmune está controlado por la salud del sistema digestivo. Cuando el microbioma intestinal se ve alterado, automáticamente se altera la función inmune, lo cual puede tener consecuencias devastadoras para la salud en general.

La dieta ejerce una fuerte influencia en el microbioma —ya sea lo que comemos o cuándo lo comemos— y tiene un ritmo circadiano propio. Cuando ayunas, ayudas a reiniciar dicho ritmo y promueves la diversidad de tipos de microorganismos que habitan en el intestino. Esto, a su vez, ayuda a prevenir las enfermedades que se asocian con la mala salud intestinal y mejora el funcionamiento del sistema inmune en general.

También se cree que el ayuno favorece la disminución de la permeabilidad de los intestinos al estimular una vía neurointestinal que mejora la integridad del recubrimiento de estos.[10] La permeabilidad intestinal es producto de afectaciones en las interconexiones entre las células que recubren los intestinos. Una vez que la integridad del recubrimiento intestinal se ve afectada, las sustancias tóxicas pueden atravesarlo y llegar al torrente sanguíneo.

A raíz de eso, el cuerpo libera un torrente de mensajeros inflamatorios para atacar a los "intrusos", lo que provoca un aumento significativo en la inflamación. Esto también puede confundir al sistema inmune y hacerlo atacar al propio cuerpo como si fuera el enemigo, lo cual es característico de los trastornos autoinmunes. El ayuno permite que las uniones intercelulares en el recubrimiento intestinal sanen y que su integridad se reestablezca, lo que elimina un factor de riesgo importante para la salud en general.

Pérdida de peso

No es noticia que la disminución sustancial de la cantidad de calorías que se consumen traiga como consecuencia la pérdida de peso. Sin embargo, la restricción calórica también disminuye la necesidad de insulina, que es uno de los controladores principales del peso. Al ayunar, disminuyes los niveles de insulina, de modo que el cuerpo deja de recibir la señal de almacenar las calorías sobrantes como grasa. De hecho, ocurre justo lo contrario: el cuerpo empieza a recurrir a los depósitos de grasa para usarla como combustible. Por ende, el peso que se pierde como consecuencia de un ayuno regular no sólo proviene de agua o tejido muscular; de hecho, buena parte del mismo proviene de aquello que queremos eliminar: los depósitos de grasa.[11] Asimismo, el ayuno es sumamente útil para disminuir la grasa visceral, la cual se asocia con enfermedades cardiovasculares.

Si se realiza de forma correcta, el ayuno también puede incrementar el índice metabólico (aunque parezca paradójico), lo cual promueve la pérdida de peso y evita que se recupere. La restricción calórica prolongada por sí sola puede ser muy problemática, razón por la cual no recomiendo la cetosis permanente. La clave está en entrar y salir del estado de cetosis una vez que hayas activado el interruptor de quema de grasas y empieces a usar la grasa corporal como combustible. Si restringes las calorías durante demasiado tiempo o te mantienes en estado de cetosis ininterrumpida, en algún momento el cuerpo creerá que está pasando por un periodo de inanición y disminuirá la función tiroidea para ralentizar el metabolismo.

El doctor Jason Fung ha ayudado a miles de pacientes a sobreponerse a la diabetes tipo 2 por medio del ayuno. En su experiencia, cuando la gente ayuna, el índice metabólico basal (la cantidad de calorías que necesitamos quemar para mantener una función normal) suele *incrementar hasta 10%*. Esto se debe a que el ayuno ayuda a entrenar al cuerpo para que queme las grasas que nos suelen sobrar, por lo cual el cuerpo no siente la necesidad de contenerse al momento de consumir las calorías presentes en esa grasa. Es como un bufet interminable, pues se estima que una persona promedio tiene decenas de miles de calorías almacenadas en forma de grasa, en comparación con las 1 600 o 2 000 calorías de los depósitos de glicógeno.[12] Quemar grasas nos da acceso a depósitos casi infinitos de combustible, lo que también nos hace sentirnos más llenos de energía.

Lo mejor de todo es que, al ayunar, se conserva la masa muscular. De hecho, dejar de comer frena el catabolismo de proteínas (que es cuando se consume el tejido muscular como combustible) y potencia la producción de hormonas del crecimiento y adrenalina, lo cual preserva el músculo. Por ende, el ayuno ayuda a adelgazar y fortalecerse, que es justo lo que buscamos.

Funcionamiento cerebral

El ayuno es una auténtica bendición para la salud cerebral. Esto en gran medida se debe a la capacidad del hígado de generar cetonas, que son el tipo de combustible que el cerebro y el corazón prefieren, pues producen muchas menos especies reactivas de oxígeno dañinas que la glucosa y se ha demostrado que disminuyen el daño oxidativo de las neuronas del neocórtex.[13]

En consecuencia, el cerebro puede trabajar de forma más eficiente e incurrir en menos daño. De hecho, estudios realizados en animales sugieren que el ayuno intermitente no sólo puede mejorar la capacidad de funcionamiento cerebral, sino también mejorar las neuronas por medio de un procedimiento llamado neuroplasticidad, el cual (entre otras cosas) permite aprender con mayor facilidad.[14] Además de promover de forma natural las habilidades de pensamiento y aprendizaje, el ayuno provee muchos otros beneficios importantes al cerebro:

- Las cetonas protegen las neuronas expuestas a estresores oxidativos como el peróxido de hidrógeno, el cual es común en los cerebros de personas con enfermedades neurodegenerativas tales como Alzheimer y Parkinson.[15]
- Las cetonas también incrementan la producción de nuevas mitocondrias en el cerebro (biogénesis mitocondrial),[16] lo que favorece la salud y la capacidad de producción de energía de las neuronas.
- Menos cuantificable pero igual de importante es el hecho de que se ha reportado con frecuencia que el ayuno mejora el bienestar mental al inducir estados de euforia moderada.[17]
- Se ha demostrado que el ayuno intermitente mejora el estado de ánimo y la memoria, y detona la creación de nuevas neuronas, además de reducir el riesgo de deterioro cognitivo relacionado con la edad.[18]

Función cardiaca

Las afecciones cardiacas son la principal causa de muerte en Estados Unidos. La insuficiencia cardiaca se volvió epidémica en la segunda mitad del siglo XX[19] y sigue representando una enorme amenaza para un porcentaje creciente de la población. Por fortuna, el ketoayuno y la flexibilidad metabólica que conlleva también aportan inmensos beneficios a las células del corazón.[20]

Las células cardiacas tienen un tremendo potencial de flexibilidad metabólica en tanto que son capaces de usar distintas fuentes de energía —incluyendo grasas, carbohidratos, cetonas y hasta aminoácidos— para cubrir la alta demanda de energía para sostener el flujo sanguíneo.[21] Gracias a esta flexibilidad metabólica las preferencias energéticas del corazón pueden cambiar con rapidez con base en la disponibilidad de combustibles. La fosforilación oxidativa mitocondrial produce la mayor parte de los fosfatos altos en energía que se requieren para preservar el bombeo del corazón.

La mayoría de la gente, incluyendo al personal médico (así sean especialistas en cardiología), no es consciente de que las grasas son las principales contribuyentes al metabolismo oxidativo mitocondrial en el corazón.[22] Las grasas proveen entre 40 y 60% del total de energía que se produce en el corazón, mientras que la quema de glucosa, cetonas y aminoácidos representa entre el 20 y 40% restante. Las cetonas desempeñan un papel de afinación metabólica que optimiza el desempeño cardiaco en diversos estados nutrimentales y protegen al corazón de daños y de la inflamación.[23]

Incorporar el ayuno parcial saludable de forma regular es una de las mejores estrategias que conozco para favorecer los sistemas innatos de mantenimiento y sanación del cuerpo. En el siguiente capítulo observaremos las distintas técnicas y filosofías de ayuno para que determines cuál de esos enfoques se ajusta mejor a ti.

RESUMEN

- El ayuno parcial adecuado es un estresor metabólico benéfico, muy parecido al ejercicio físico adecuado.
- El ayuno parcial disminuye la resistencia a la insulina de forma mucho más eficaz que cualquier otro método conocido por la humanidad.
- El ayuno parcial favorece la autofagia, la cual se encarga del reciclaje de partes de las células que ya no son necesarias —lo equivalente a sacar la basura de las células—, y la apoptosis, la cual recicla células enteras que ya no funcionan bien o son incapaces de reproducirse.
- Otras formas de estimular la autofagia incluyen el ejercicio físico intenso, la implementación de una dieta cetogénica cíclica

y la exposición a bajas temperaturas como parte de la rutina regular.

- El ayuno parcial también mejora la producción de células troncales, lo que permite la creación de nuevas células saludables.
- Asimismo, el ayuno parcial mejora la salud al ayudar al cuerpo a liberar las toxinas almacenadas, reiniciar los ritmos circadianos, mejorar la salud intestinal, disminuir la resistencia a la insulina, promover la pérdida de peso y favorecer el funcionamiento óptimo del cerebro y el corazón.

Capítulo 4

Los distintos tipos de ayuno

Hay casi tantos tipos de ayuno como formas de comer. Dado que hay tantos enfoques distintos y mucha información disponible en internet sobre las mejores formas de ayunar, quiero hacer un repaso que te brinde las herramientas necesarias para discernir qué enfoque es más adecuado para ti y entender mejor cómo llegué a la estrategia que denomino ketoayuno. Creo que es una estrategia adecuada para la mayoría de la gente.

Hay tres categorías de ayuno básicas:

- **Ayuno intermitente.** Es una combinación entre periodos de alimentación y ayunos, ya sean diarios, semanales, mensuales, estacionales o anuales. El ayuno intermitente incluye la alimentación con restricción de tiempo. Hay muchas formas de realizar ayuno intermitente, pero a continuación sólo detallo las principales. No obstante, mi predilecta es el ayuno pico (la cual exploro en el libro *Contra el cáncer*), en el cual se limita el número de horas en las que se puede comer a una ventana de tiempo restringida.

  Esa ventana de alimentación dura entre seis y ocho horas al día. (Hay restricciones más extremas, como reducirla a apenas cuatro o hasta dos horas, pero no suelen ser necesarias.) Por ejemplo, puedes desayunar tarde y sólo consumir alimentos entre las 11 a. m. y las 6 p. m. O puedes cenar temprano y desplazar la ventana de alimentación entre las 9 a. m. y las 4 p. m. Siempre debes dejar de comer al menos tres horas antes de irte a dormir. Esto implica que pasarás al menos entre 16 y 18 horas sin alimentos. Se puede extender hasta 20 o 22 horas, pero no he observado que los beneficios se incrementen después de las 18 horas de ayuno, sobre todo si se practica el ayuno intermitente a largo plazo.

- **Ayuno parcial.** Consiste en ayunar más de 24 horas y consumir 75% menos calorías de lo normal, por lo regular durante menos de cinco días. El ketoayuno es un tipo de ayuno parcial muy específico en el que se reduce de forma sustancial el número de calorías diarias a entre 300 y 600, dependiendo de tu masa corporal magra, y sólo se consumen alimentos que mantienen al cuerpo en estado de ayuno y ayudan a procesar cualquier toxina liposoluble que se pueda liberar durante el proceso de ayuno (ahondaré en esto en los capítulos 7 y 8).

- **Ayuno con agua.** Este tipo de ayuno es justo lo que dice su nombre: sólo se consume agua durante el ayuno. Ni café, ni té ni aceites TCM… sólo agua. Esto se suele hacer por una razón terapéutica específica, sobre todo en personas con enfermedades graves. Puede ser una intervención muy potente que quizá mucha gente querría considerar, pero debo advertir que es una técnica avanzada.

En términos generales, el temor en torno al ayuno con agua es inmenso. Mucha gente cree que su cuerpo sentirá que está en estado de inanición, lo que provocará pérdida de músculo y toda clase de catástrofes metabólicas, por no mencionar el apetito implacable durante días. En *La guía completa del ayuno*, el doctor Jason Fung explica que el hambre no crece y crece de forma ilimitada cuando se realiza un ayuno. De hecho, llega en oleadas. Y, por experiencia personal, lo puedo corroborar.

Hay varias formas de incorporar el ayuno con agua a un plan alimenticio; no obstante, no recomiendo intentarlo sin supervisión médica o de personal médico con amplia experiencia en ayunos terapéuticos o en instalaciones clínicas especializadas. El ayuno con agua durante varios días es una intervención potente que se suele usar sólo en caso de enfermedades graves. En el sitio web www.healthpromoting. com (en inglés) encontrarás una lista de especialistas capacitados para supervisar este procedimiento.

La razón oculta por la que hay que tener cuidado al ayunar con agua

Antes de escribir este libro, creía que el ayuno con agua era la intervención metabólica más poderosa que había encontrado en las casi cuatro décadas que llevo siendo médico. Luego estudié el extraordinario curso del doctor Bryan Walsh sobre desintoxicación y me di cuenta de que el ayuno con agua tiene un lado oscuro que lo convierte en una estrategia poco adecuada para la mayoría de la población.

¿Cuál es entonces el problema del ayuno con agua?

La principal inquietud es que en el último siglo se han creado más de 85 000 sustancias químicas, cuya presencia en el ambiente, los alimentos y los productos que usamos a diario hacen que sea casi inevitable exponernos a ellas. Para que te des una idea de qué tan expuestos estamos a sustancias químicas dañinas —y de cuánto se esfuerzan los productores por ocultar la información sobre la toxicidad de sus ingredientes—, recomiendo que veas el documental *Stink!* (mientras escribía este libro estaba disponible en Netflix). En él encontrarás información suficiente sobre qué tan común es exponerse a ellas.

La mayoría de estas sustancias son toxinas liposolubles; por ende, cuando el cuerpo está expuesto a ellas, las almacena en las células adiposas. Entre más grasa tengas, es probable que estés almacenando más de estas toxinas.

Algunas de estas toxinas son:

- **Toxinas del moho.** Las toxinas del moho son ubicuas en el ambiente y la exposición crónica a ellas induce cáncer por medio de múltiples mecanismos. No toda la gente es susceptible a enfermarse por la exposición al moho, pero el doctor Ritchie Shoemaker, especialista en moho, estima que 25% de la población es incapaz de desintoxicarse del moho de forma adecuada,[1] lo que implica que estas toxinas (o micotoxinas) se pueden acumular en estas personas y provocarles síntomas o enfermedades. Algunos tipos de moho, como la aflatoxina, se han vinculado a algunos tipos de cáncer.
- **Metales pesados.** Metales como mercurio, arsénico, plomo, cadmio, entre otros, están presentes en el aire, el agua, los alimentos y la tierra a nuestro alrededor. El mercurio, por ejemplo, está presente en las amalgamas dentales.
- **Pesticidas y herbicidas.** Son ubicuos en lo que comemos, incluso en algunos alimentos orgánicos. Dos millones y medio de toneladas de glifosato se rocían cada año en cultivos de todo el mundo.
- **Hidrocarburos aromáticos policíclicos.** Éstos son producto de la combustión de combustibles fósiles, en especial petroquímicos, y se encuentran presentes en el aire contaminado.
- **Bisfenol A (BPA) y ftalatos.** Son sustancias químicas que se usan en la producción de muchos plásticos y resinas, incluyendo botellas de agua y contenedores de alimentos.
- **Dioxinas y sustancias similares a las dioxinas como los bifenilos policlorados (PCB).** Son sustancias químicas industriales presentes en el agua, la tierra y los alimentos contaminados.
- **Aminas heterocíclicas.** Son sustancias químicas que se producen cuando los alimentos se cocinan a altas temperaturas, en especial en asadores o al carbón.

Uno de los principales beneficios de cualquier tipo de ayuno es la pérdida de peso. Es una buena noticia, dado que el exceso de peso es un factor que contribuye a casi cualquier enfermedad crónica. No obstante, tiene una desventaja: cuando el peso que pierdes proviene de grasas acumuladas, ésta suele liberar al torrente sanguíneo toxinas que estuvieron almacenadas en el tejido adiposo, por lo que la sangre se ve expuesta a estas toxinas. Es un peligro que antes del siglo XIX la gente no enfrentaba cuando invariablemente tenía que ayunar, pues su cuerpo no se había visto en la necesidad de almacenar este tipo de sustancias químicas.

El Programa Nacional de Monitoreo Humano (NHMP, por sus siglas en inglés) de la Agencia de Protección Ambiental de Estados Unidos (EPA), creado por el Servicio Nacional de Salud Pública en 1967, hizo una valoración de la exposición humana a sustancias tóxicas. Su principal fuente de información fue el Estudio Nacional de Tejido Adiposo Humano (NHATS), el cual se realizó anualmente de 1970 a 1989 para recolectar y analizar a nivel químico muestras de grasa humana en busca de sustancias químicas tóxicas. El informe documenta con claridad la inmensa exposición a sustancias químicas entre la población estadounidense. Curiosamente, el último análisis hecho en 1986 demostraba un aumento significativo en niveles medibles de toxinas.[2] Por si fuera poco, entre mayor era la persona, era más probable que hubiera acumulado mayor cantidad de toxinas por exposición.[3] No suena nada descabellado. Si deseas conocer más, puedes descargar el informe (en inglés) de forma gratuita en http://bit.ly/EPA_Analysis.

Es interesante observar que los datos del NHATS son de hace casi cuatro décadas, y son los más recientes con los que contamos. Podemos afirmar, sin temor a equivocarnos, que la situación ha empeorado muchísimo desde entonces. Uno de los problemas con el ayuno en el siglo XXI es que el mundo está inundado de sustancias dañinas. Apenas en los últimos 40 años se han introducido más de 85 000 sustancias químicas al ambiente y al suministro de alimentos. Una de las más dañinas y ubicuas es el glifosato, el componente herbicida de Roundup y el agroquímico más utilizado de todos los tiempos. Tan sólo en Estados Unidos se han usado 1.8 millones de toneladas, y según un estudio publicado en la revista *Environmental Sciences Europe*, entre 1974 y 2016 se usaron 9.4 millones de toneladas de este herbicida en el resto del mundo.[4] Debo señalar que, aunque el glifosato se usó por primera vez en 1974, fue hasta después del estudio NHATS que se popularizó su uso, por lo que no aparece identificado en las muestras.

La buena noticia es que el cuerpo tiene mecanismos de protección internos que han ayudado a la especie a sobrevivir a esta inundación química creciente. La estrategia consiste en almacenar las toxinas en la grasa para impedir que lleguen al torrente sanguíneo, en donde pueden lastimar al cuerpo. La mala noticia es que, cuando cambias de dieta para dejar de quemar carbohidratos y empezar a quemar grasas, y además ayunas, en el momento en el que el cuerpo convierte los depósitos de grasa existentes en energía, no sólo se libera la energía acumulada en ellos, sino también las toxinas que se guardaban ahí.

En el capítulo 6 ahondaré en el tema de las toxinas que se liberan durante el ayuno, así que no intentes realizar ninguno de los ayunos aquí descritos hasta haber leído ese capítulo. También asegúrate de leer la lista de contraindicaciones para ayunar del capítulo 5.

Ayuno intermitente: una mirada íntima

Hay varios tipos de ayuno intermitente, pero todos implican fluctuar de forma regular entre comer y no comer, por lo regular durante más de 14 horas en un día. El ayuno intermitente es un tipo de ayuno episódico, el cual se puede implementar un par de días al mes, un par de días a la semana, cada tercer día o incluso a diario, que es lo que recomiendo en la mayoría de los casos. Es, además, el primer paso del programa ketoayuno.

El ayuno intermitente se ha vuelto muy popular debido a que es una estrategia sumamente efectiva que conlleva una amplia gama de beneficios, como pérdida de peso y disminución radical o eliminación de la resistencia a la insulina, que es la causa central de muchas enfermedades crónico-degenerativas. Hay muchísima información al alcance con respecto al ayuno intermitente y sus potenciales beneficios. De hecho, apenas a finales de 2018 buscar en internet la frase "dieta ayuno intermitente alternado" daba más de medio millón de resultados, claro que no todos eran igual de útiles ni confiables.

Aunque el ayuno intermitente no es tan potente como el ayuno de larga duración, también propulsa la autofagia y la mitofagia, que son los procesos naturales de limpieza del cuerpo necesarios para la renovación y función celular óptima. También detona la generación de células troncales y mitocondrias nuevas. Incluso hay evidencias que sugieren que el ayuno intermitente puede ayudar a prevenir o hasta revertir la demencia, pues ayuda al cuerpo a librarse de residuos tóxicos.

Así como el ayuno intermitente disminuye la resistencia a la insulina, también incrementa la producción de otras hormonas importantes, como la hormona del crecimiento (conocida también como la "hormona del acondicionamiento físico"), la cual es importante para el desarrollo muscular y la vitalidad en general. Al igual que en la cetosis cíclica, la mayoría de los beneficios rejuvenecedores y regeneradores del ayuno intermitente ocurren durante la fase de reinserción de alimentos, no durante el ayuno en sí.

Los tres tipos básicos de ayuno intermitente

Existen varias formas de hacer ayuno intermitente, pero las tres que describo a continuación son las más populares. Debo aclarar que, en mi opinión clínica, las opciones ideales para la mayoría de la gente son el ayuno pico y el ketoayuno, pero menciono métodos alternativos para que conozcas lo que otras personas en el medio han propuesto.

- Ayuno pico o alimentación con restricción de tiempo
- Ketoayuno o ayuno parcial cíclico
- Ayuno alternado

Ayuno pico o alimentación con restricción de tiempo

El ayuno pico es una variante del ayuno intermitente que consiste en limitar la ingesta de alimentos a cierta ventana de tiempo todos los días. El ayuno pico le da al cuerpo más tiempo para digerir bien lo que come y eliminar los desechos. Muchos procesos biológicos de reparación ocurren cuando el cuerpo está en modalidad de "descanso" y no de "digestión", lo cual explica por qué es pésima idea estar picoteando desde que despertamos hasta que nos vamos a dormir.

Creo que restringir la ingesta diaria de alimentos a una ventana de tiempo específica es una intervención que la mayoría de la gente debería implementar para mejorar su salud de forma significativa, incluso si es el único cambio que hace a su alimentación. Por ejemplo, si te saltas el desayuno y permites que el almuerzo sea tu primera comida del día, sólo comerás entre las 11 a. m. y las 7 p. m. Si prefieres desayunar, entonces tu ventana de alimentación podría ser de las 8 a. m. a las 4 p. m.

La clave está en sólo hacer dos comidas al día y asegurarte de que la última ocurra al menos tres horas antes de irte a dormir. Cuando haces tres o más comidas al día, rara vez agotas tus reservas de glicógeno, pues se requieren entre 8 y 12 horas para quemar la mayor parte del azúcar almacenado en el hígado en forma de glicógeno. El ayuno pico mejorará de forma sustancial la forma en la que tu cuerpo procesa la energía de los alimentos.

El ayuno pico será el primer paso antes de iniciar el ketoayuno, pues es lo que le permitirá al cuerpo recuperar la capacidad de quemar grasas como combustible y recuperar la flexibilidad metabólica. La idea es que realices este proceso durante el tiempo que sea necesario para que tu cuerpo empiece a producir cetonas, las cuales se pueden medir con facilidad en la orina, la sangre o hasta el aliento.

Una vez que tu cuerpo sea capaz de producir cetonas de forma regular, podrás empezar a incorporar carbohidratos y proteínas adicionales a tu dieta varias veces por semana, idealmente en días en los que te ejercites vigorosamente o hagas entrenamiento de fuerza. Esto también se conoce como cetosis cíclica. Hay quienes defienden la cetosis continua, pero yo he llegado a la conclusión de que trae complicaciones para la mayoría de la gente. La naturaleza es cíclica, así que también debe serlo nuestra ingesta de alimentos. Después de haber recuperado la flexibilidad metabólica, necesitarás variar tu alimentación, y eso es justo lo que logra la cetosis cíclica. Puedes realizarla de forma indefinida o, mejor aún, hacer la transición al ketoayuno, el cual le ayudará al cuerpo a repararse y regenerarse al tiempo que elimina las toxinas propias del siglo XXI que se han acumulado en tu organismo.

Ketoayuno: un tipo de ayuno parcial

Para cualquier persona, una de las mejores estrategias para mejorar su salud es realizar un ayuno parcial con respaldo metabólico, o lo que yo denomino ketoayuno. Creo que el ketoayuno aporta la mejor mezcla posible de beneficios del ayuno y facilidad para realizarlo, sobre todo si se incorpora a una dieta cetogénica cíclica (como explico en el capítulo 8). También es una estrategia clave para reducir al mínimo el potencial de exposición a las toxinas que se liberan de los depósitos de grasa cuando ayunamos.

Cuando adquirimos flexibilidad metabólica (la capacidad de quemar grasa como combustible) y realizamos este método, el cuerpo moviliza las toxinas acumuladas en las células adiposas. Con el ketoayuno, ingerirás una cantidad limitada de alimentos con alta densidad de nutrientes —sobre todo alimentos que contengan fitonutrientes— que favorezcan la desintoxicación durante el ayuno parcial y ayuden al cuerpo a metabolizar y eliminar las toxinas de forma eficaz. Una vez que se procesan y liberan —y se expulsan a través del sudor con ayuda de un sauna o se excretan hacia la bilis—, será importante adherirlas a algo que permita eliminarlas para que no se reabsorban. Hay una amplia gama de agentes de adhesión seguros y poco costosos que te ayudarán a lograrlo.

A cualquier persona que empiece un régimen de ayuno le recomiendo enfáticamente que considere una estrategia que produce los beneficios del ayuno al tiempo que mitiga las posibles desventajas, en especial el riesgo de sobrecarga tóxica. Quizá has oído las incontables historias de terror sobre los efectos secundarios de algunos tipos de ayuno, o tal vez alguna vez intentaste ayunar y tuviste una experiencia negativa. No obstante, sostengo que esos efectos secundarios negativos se deben en gran medida a una falta de respaldo apropiado para los sistemas de desintoxicación: el cuerpo simplemente no es capaz de procesar de forma adecuada las toxinas que se liberan cuando empezamos a quemar grasas como combustible.

Ahora bien, hay otras buenas razones para realizar el ketoayuno en lugar de intentar ayunar sólo con agua. Una de las más importantes es que, cuando el cuerpo realiza la lipólisis —o quema de grasas—, los fitonutrientes de los alimentos que se consumen durante los días de ayuno, si se eligen con cuidado, ayudarán al cuerpo a procesar y metabolizar las toxinas, de modo que sea posible eliminarlas de forma eficaz y reducir al mínimo o incluso evitar los efectos secundarios negativos.

Ayuno alternado

En esta versión del ayuno intermitente se alterna entre comer normal un día y restringir la ingesta a una sola comida de unas 500 calorías o menos al día siguiente. Este método lo popularizó la doctora Krista Varady, autora de *La dieta del día siguiente*.

Un aspecto positivo del ayuno alternado es que provee un ritmo agradable que hace que sea relativamente fácil adaptarse a él; en el momento en el que empiezas a sentir hambre, llega la hora de romper el ayuno. Incluso puedes ayunar de la hora de la cena de un día a la hora de la cena del siguiente, y lograr 24 horas de ayuno mientras sigues haciendo una comida por día.

En el ensayo clínico que realizó Varady con ayuno alternado, sólo 10% de las personas no logró apegarse al programa, mientras que alrededor de 90% de los participantes logró apegarse al calendario durante 16 semanas.[5] La gente que realizó el ayuno experimentó disminución significativa de peso, grasa corporal, triglicéridos, proteína C-reactiva (que es un marcador de inflamación) y leptina (hormona del apetito).

El ayuno alternado es un método benéfico para contrarrestar la obesidad, pues ayuda a perder peso con rapidez. No obstante, es un ayuno excesivo que, como ya mencioné en repetidas ocasiones, puede generar un entorno tóxico dentro del cuerpo si no se realiza con cuidado. Por ese motivo creo que el ayuno alternado no es una solución a largo plazo adecuada. Un estudio realizado en roedores descubrió que los animales que realizaron un ayuno alternado durante un periodo de tiempo prolongado experimentaron una disminución de la reserva diastólica en el corazón,[6] lo cual suena bastante lógico. A largo plazo, es probable que este tipo de ayuno conlleve más daños que beneficios.

Implementar el ketoayuno

Si eres como la mayoría de la gente y has perdido la flexibilidad metabólica —es decir, si en la actualidad eres incapaz de quemar la grasa corporal como combustible y dependes principalmente de los carbohidratos—, implementar el ketoayuno representará un desafío. Quizá sientas hambre en las noches o en las mañanas, e incluso percibas que tus niveles de energía disminuyen; esto ocurre porque el cuerpo envía señales de apetito con la intención de que le proveas más glucosa como combustible, y porque los niveles de energía se desploman cuando se agotan los depósitos de glicógeno.

La buena noticia es que, en la mayoría de los casos, este incómodo periodo de transición dura apenas unas cuantas semanas, y hay varias estrategias que ayudan a paliar la incomodidad. Una vez que empieces a quemar grasa como combustible, los síntomas mejorarán de forma sustancial. No obstante, mientras no recuperes la flexibilidad metabólica, si sientes hambre o falta de energía puede resultarte útil beber un vaso de agua o una taza de caldo de huesos. También puedes agregarle una o dos cucharaditas de aceite de coco o de ghee a tu café o té matutino, lo cual te puede ayudar a contrarrestar el hambre voraz sin aumentar tus niveles de azúcar en la sangre. Sólo asegúrate de comprar aceite de coco que en la etiqueta afirme estar "libre de hexano" y "libre de químicos", pues algunas marcas usan hexano —una neurotoxina— y otras sustancias químicas dañinas para extraer más aceite de los cocos. No quieres exponerte a más toxinas, sobre todo si estás iniciando un programa para eliminar las toxinas acumuladas en la grasa corporal.

Recuerda que, una vez que te adaptes a quemar grasas, te resultará sencillo pasar 18 horas o más sin comer porque no sentirás hambre y tus niveles de energía se mantendrán estables, dado que siempre tendrás acceso al combustible de las grasas (provenientes de las células adiposas de tu propio cuerpo). Entre más tiempo pases adaptado a las grasas, más fácil te resultará pasar periodos prolongados de tiempo al día sin comer.

Una vez que la ventana de alimentación de 12 horas se vuelva parte normal de tu vida (lo cual a la mayoría de la gente le toma unas cuantas semanas), intenta empezar a reducir la ventana de tiempo en la que comes a 11, 10 y luego a 8 o incluso 6 horas. Al hacerlo, le darás a tu cuerpo periodos más extendidos de reparación y restauración. Una vez que expandes la ventana de ayuno a entre 16 y 18 horas al día, le permites al cuerpo tener tiempo suficiente para drenar los depósitos de glicógeno, lo cual es indispensable para empezar a quemar grasas como combustible y lograr que el hígado produzca cetonas.

Si necesitas ayuda tecnológica en el proceso, el doctor Satchin Panda, del Salk Institute, diseñó una app llamada myCircadianClock (en inglés). Esta herramienta permite llevar un registro de lo que comes y establecer metas para la ventana de alimentación diaria, además de proveerte recordatorios útiles.

Recuerda también que, sin importar qué tan grande sea la ventana de ayuno diaria, la clave es asegurarte de hacer la última comida del día al menos tres horas antes de irte a dormir. Por esta razón, si necesitas saltarte una comida para cumplir con tu meta diaria de ayuno, quizá resulte sensato saltarse la cena o cenar temprano, en lugar de saltarse el desayuno. Sé que para muchas personas, sobre todo las que tienen familia o trabajan hasta muy tarde, esto puede ser complicado.

El tiempo con familiares y amistades es un componente esencial de la salud, así que no sugiero que lo dejes de lado. No obstante, puedes ir modificando la experiencia social poco a poco. Pasa el horario de comida con tus familiares o amigos, pero ajusta tus alimentos. Puedes beber una taza de té o de agua gasificada en lugar de comer, y no dejar de lado tus relaciones. También puedes consumir porciones significativamente más pequeñas o, si sales a cenar, pedir una entrada pequeña o ensalada de guarnición en lugar de un plato fuerte.

Sé que algunas personas con tendencias obsesivo-compulsivas (me incluyo en esta categoría) podemos pensar que, si restringir la alimentación a una ventana de no más de seis a ocho horas al día es algo bueno, es incluso mejor si la reducimos a apenas cuatro o hasta dos horas. Pero hay que tener mucho cuidado con esto. Prefiero que te enfoques en apegarte al protocolo del ketoayuno, el cual implica adoptar una dieta cetogénica cíclica que se consume sólo durante una ventana de alimentación moderadamente comprimida, y luego darte ocasionalmente la satisfacción de un ayuno más prolongado, lo cual te ayudará a cosechar más beneficios del ayuno de forma sostenible. Te explicaré mejor cómo lograrlo en el capítulo 8.

No obstante, lo primero es abordar una pregunta común: ¿es *seguro* ayunar? Sé que a mucha gente le inquieta pensar que el ayuno puede ser peligroso y derivar en inanición, deterioro físico y hasta la muerte. Por lo tanto, para eliminar el tipo de barreras mentales que te están impidiendo adoptar un protocolo de ayuno regular, en el siguiente capítulo examinaremos más de cerca las investigaciones que exploran qué tan seguro es ayunar.

RESUMEN

- El ayuno intermitente, también conocido como alimentación con restricciones de tiempo, implica ayunar durante al menos 14 a 16 horas al día y consumir todos los alimentos dentro de una ventana de 6 a 8 horas consecutivas.
- El ayuno parcial consiste en comer una cantidad muy limitada de calorías para fomentar el estado fisiológico de ayuno.
- El ayuno con agua requiere que sólo se consuma agua, pero es preferible realizarlo únicamente bajo supervisión médica.
- Uno de los peligros del ayuno con agua es que puede liberar cantidades considerables de toxinas almacenadas en las células adiposas que, si no se excretan de forma apropiada, pueden reabsorberse y tener múltiples efectos secundarios negativos.
- El ketoayuno es un ayuno parcial, con una comida de entre 300 y 600 calorías con alta densidad de nutrientes, que se suele realizar una o dos veces por semana después de un ayuno intermitente de entre 16 y 18 horas.
- Para obtener más beneficios, se debe adoptar una dieta cetogénica cíclica antes de iniciar el ketoayuno para adquirir flexibilidad metabólica y empezar a quemar grasas como combustible, además de reducir el apetito y otros efectos secundarios durante los días de ayuno parcial en donde se consumen muy pocas calorías.

Capítulo 5

¿Ayunar es seguro?

Dado que la sabiduría nutricional convencional dicta que debemos hacer tres comidas al día, además de dos colaciones pequeñas, la simple idea de abstenerse de comer durante un día puede parecerles una locura a los amigos bienintencionados, a los familiares y hasta a los profesionales médicos. Quizá incluso te digan que es peligroso hacerlo.

¿Tiene algún mérito esta noción de que el ayuno terapéutico es inseguro?

Una de las principales preocupaciones de pasar periodos prolongados de tiempo sin comer es que el cuerpo empezará a devorarse a sí mismo como consecuencia de la inanición y perderás masa muscular, tu salud se deteriorará y, si lo sigues haciendo por periodos prolongados, morirás prematuramente por tus tonterías.

Muchas de estas creencias provienen de una época en las que se usaban formas extremas de ayuno con agua para tratar la obesidad. En ese entonces se reportaron varias muertes que probablemente se debieron a prácticas de ayuno que, a pesar de sus buenas intenciones, estuvieron mal encaminadas y resultaron dañinas.

No obstante, la mayoría de las personas tiene suficiente grasa corporal acumulada para realizar un ayuno con agua de al menos 40 días sin que su salud empeore ni entre en estado de inanición. Qué tanto puede ayunar alguien de forma segura variará en función de sus porcentajes de grasa y músculo, sus reservas de nutrientes y su estado general de salud. En términos generales, entre más grasa tengas, más tiempo podrías ayunar (dejando de lado cualquier contraindicación médica, las cuales menciono más adelante en este mismo capítulo). No es sino hasta que el cuerpo agota las reservas de grasa que empieza a consumir el músculo y tejidos blandos como los órganos. Si no se hace algo al respecto, en última instancia esto derivará en la muerte. No obstante, reitero que esto sólo ocurre después de que se agotan por completo las reservas de grasa corporal. Dado que la mayoría de la gente tiene grasa de sobra, podría vivir unos 40 días sin comida.

Dicho lo anterior, enfatizo que *no* recomiendo intentar ayunos con agua de ninguna duración, mucho menos de 40 días, sin supervisión médica adecuada, pues podría haber muchísimas complicaciones. Es mucho más seguro, saludable y cómodo usar el protocolo de ayuno parcial de ketoayuno, en donde se consumen entre 300 y 600 calorías (dependiendo de tu peso corporal magro) de alimentos que promueven el proceso de desintoxicación, el cual se activará cuando se liberen las toxinas liposolubles atrapadas en las células adiposas.

Confío en que la información aquí vertida te convencerá de que el ayuno intencional y cuidadoso es completamente seguro.

Beneficios y efectos secundarios del ayuno

Los efectos negativos del ayuno dependen de cada persona. En muchos casos son causados por toxinas liposolubles que llegan al torrente sanguíneo después de que se quema la grasa corporal como combustible. Los síntomas más habituales incluyen dolores de cabeza, insomnio, náuseas, dolor en la espalda, indigestión, fatiga, irritación en la piel, olor corporal, dolor en las extremidades, palpitaciones, mucosidad y afectaciones visuales y auditivas. El efecto secundario del ayuno más grave de todos es, sin lugar a dudas, el desequilibrio de electrolitos.

Estos síntomas suelen ser temporales, aunque en algunos casos ocurren complicaciones más significativas; en esas circunstancias se debe poner fin al ayuno. Ejemplos de complicaciones graves incluyen desplome de la tensión arterial; delirios; hipotermia prolongada; pulso acelerado, lento o irregular; debilidad extrema; vómitos y diarrea que causan deshidratación; problemas renales; gota; sufrimiento emocional y desequilibrio de electrolitos.

A pesar de lo desagradables que pueden ser estos efectos secundarios, cada vez se reconoce más que el ayuno —así sea el ayuno con agua extendido (realizado bajo supervisión médica)— es una terapia segura y sumamente efectiva para una amplia gama de enfermedades, incluyendo hipertensión, apendicitis, cardiopatías, linfoma folicular y como apoyo sustancial para la quimioterapia.

La razón por la cual el ayuno es tan efectivo en conjunto con la quimioterapia es que las células cancerígenas dependen sobre todo de quemar azúcar a través de la glicólisis. Cuando ayunas, limitas la disponibilidad de glucosa, que es el principal combustible de las células cancerígenas, pero sigues teniendo suficiente oxígeno disponible para metabolizar nutrientes a través del ciclo de Krebs, que es un método mucho más eficaz para producir energía.

No obstante, las células cancerígenas son muy inteligentes y tienen otra estrategia para crear energía que es quemando un aminoácido llamado glutamina, el cual puede extraer de los músculos. Algunos científicos brillantes, como el doctor Thomas Seyfried, están usando inhibidores de glutamina para privar aún más a las células cancerígenas de glutamina y hacerlas más susceptibles a la quimioterapia. Un inhibidor de glutamina común es el galato de epigalocatequina (EGCG) del té verde, en dosis de alrededor de 400 miligramos.[1]

Si conoces a alguien que esté contemplando someterse a quimioterapia para tratar el cáncer, es muy recomendable que realice ayuno con agua el día anterior y el día de la quimioterapia, pues eso no sólo disminuirá de forma sustancial los efectos secundarios de la quimioterapia sino que también incrementará su eficacia. Lo ideal es que el ayuno con agua esté precedido por un régimen de ketoayuno para incrementar la flexibilidad metabólica antes del ayuno con agua.

Ahora bien, muchos pacientes con cáncer tienen caquexia cancerosa y están bajos de peso, por lo que esta estrategia sólo se debe implementar con el apoyo de personal médico capacitado.

Contraindicaciones absolutas y relativas del ketoayuno

La mayor parte de la gente puede beneficiarse sin problema del ayuno intermitente (alimentación con restricción de tiempo), pues no necesariamente se restringe la ingesta de calorías. No obstante, si decides realizar el protocolo ketoayuno (descrito a profundidad en el capítulo 8), lo mejor es no realizarlo hasta mejorar o resolver las siguientes condiciones:

Contraindicaciones absolutas

- **Peso bajo.** Evita cualquier tipo de ayuno si tu índice de masa corporal (IMC) es de 18.5 o menos.
- **Desnutrición.** Dale prioridad a comer sano y a ingerir alimentos más nutritivos antes de realizar cualquier ayuno para que sea seguro hacerlo. También sugiero evitar el ayuno si padeces algún tipo de trastorno alimenticio como anorexia, aunque desde el punto de vista clínico no tengas peso bajo.
- **Embarazo y lactancia.** Las mujeres embarazadas y lactantes ponen en riesgo el crecimiento y desarrollo saludable de su bebé si ayunan, pues el flujo constante de nutrientes se comparte de forma continua con la criatura para garantizar su bienestar.

Contraindicaciones relativas

Es importante ser cauteloso al ayunar si caes en cualquiera de las siguientes categorías, a menos de que lo hagas bajo estricta supervisión de personal médico capacitado.

- **Edad.** Los menores de edad no deben ayunar más de 24 horas porque requieren nutrientes para su crecimiento; si tienes un hijo o hija con obesidad y un trastorno grave como autismo, quizá pueda beneficiarse del ketoayuno bajo la supervisión de personal médico capacitado.
- **Ciertos medicamentos.** Si tomas medicamentos que se deben consumir con alimentos para que tengan el efecto deseado, deberás tener cuidado al ayunar. Medicinas como la aspirina y la metformina, entre muchas otras, pueden causar malestar estomacal o úlceras gástricas si se consumen en ayunas.
- **El riesgo es especialmente alto si tomas medicamentos para la diabetes o la hipertensión.** Si sigues tomando la misma dosis mientras ayunas, corres el riesgo de que tus niveles de azúcar en la sangre o la tensión arterial se desplomen. En esas circunstancias, es indispensable encontrar un especialista médico calificado que te oriente a través del proceso para ajustar las dosis de los medicamentos al plan de ketoayuno.
- **Ácido úrico alto o tendencia a padecer gota.** El ayuno tiende a incrementar los niveles de ácido úrico porque los riñones incrementan su capacidad de reabsorción del ácido úrico cuando no comes. La mayoría de la gente no tiene problemas con esto, pero si tienes gota lo mejor es consultar a un profesional médico capacitado.

RESUMEN

- El ser humano promedio tiene suficiente grasa acumulada como para pasar alrededor de 40 días sin comida.
- El ayuno tiene ciertos efectos secundarios comunes, como dolores de cabeza, insomnio, náuseas, dolor de espalda, indigestión, fatiga, irritación en la piel, olor corporal, dolor en las extremidades, palpitaciones, mucosidad y alteraciones visuales y auditivas. Por lo regular son temporales, pues son causados por la liberación de las toxinas guardadas en las células adiposas.
- Los efectos secundarios más graves, que indican que se debe poner fin al ayuno, son la disminución repentina de la tensión arterial; delirios; hipotermia prolongada; pulso rápido, lento o irregular; debilidad extrema; vómitos y diarrea que derivan en deshidratación; problemas renales; gota; angustia emocional y desequilibrio sustancial de electrolitos.
- Se cree que el ayuno con agua es útil durante el tratamiento del cáncer, en especial el día anterior y el día de la quimioterapia.
- Si tienes peso bajo o desnutrición, o estás embarazada o lactando, no debes realizar ningún tipo de ayuno.
- Los menores de edad y las personas que toman medicamentos con regularidad, así como quienes padecen gota, sólo deben ayunar bajo supervisión médica estricta.

Capítulo 6

El lado oscuro del ayuno

A pesar de lo benéfico que puede resultar el ayuno, si no se realiza de forma adecuada tiene una potencial desventaja peligrosa. Como ya mencioné, cuando te encuentras en estado de ayuno y tu cuerpo empieza a quemar los depósitos de grasa, se liberan las toxinas que estaban almacenadas en el tejido adiposo. Si no les brindas el apoyo necesario a las vías de desintoxicación, esto puede causar estragos en el cuerpo. Es un peligro al que nuestros ancestros antes del siglo xx jamás se enfrentaron cuando tenían necesidad de ayunar, por el simple hecho de que su entorno no estaba tan contaminado como el nuestro.

La buena noticia es que el cuerpo posee antiguos mecanismos de protección preprogramados que le han ayudado a nuestra especie a sobrevivir a la exposición a sustancias tóxicas. El cuerpo almacena estas sustancias químicas tóxicas en la grasa para evitar que lleguen al torrente sanguíneo, en donde causarían daños sistémicos. La mala noticia es que, cuando ayunas y tu cuerpo usa los depósitos de grasa existentes como combustible (por medio de un proceso llamado lipólisis), no sólo libera la energía que hay en ellos, sino también las sustancias químicas tóxicas que estaban almacenadas ahí.

La prevalencia de las sustancias químicas tóxicas

Hoy en día las toxinas liposolubles están en todas partes. Casi cualquier actividad produce algún tipo de desperdicio. Los autos, los camiones y los autobuses emiten gases tóxicos durante la combustión. Los procesos industriales generan desperdicios sólidos y peligrosos que liberan sustancias químicas en el aire, la tierra y el agua. Rociar nuestros alimentos con millones de toneladas de herbicidas y pesticidas también contribuye a la exposición tóxica. Tan sólo en un año se rocían 2 500 toneladas de glifosato.

Muchos de estos componentes tóxicos son resistentes a la degradación y persisten en el medio ambiente y en nuestros alimentos durante periodos prolongados de tiempo. Por ende, los niveles de toxinas en los humanos se han disparado, y este problema nos afecta a todos en el planeta.[1,2,3] Lo peor es que hay muchas razones para creer que estos compuestos representan una amenaza a la salud pública.[4,5] Dado que los alimentos contaminados con materiales tóxicos están en todas partes, se ha observado que gran parte de la población estadounidense —hasta 99%, dependiendo de cada toxina— tiene niveles medibles de varias toxinas químicas,[6] incluyendo metales pesados como arsénico, cadmio y plomo.[7] También se ha observado recientemente que la sucralosa (un edulcorante artificial) se acumula en los tejidos de las ratas,[8] algo que predije en mi libro de 2008 *Sweet Deception*.

El nuevo nombre para muchas de estas toxinas liposolubles es contaminantes orgánicos persistentes,[9] y se les encuentra en el agua, los alimentos y el aire que respiramos.[10] Por lo regular provienen de diversas actividades agrícolas e industriales como el uso excesivo de pesticidas y la síntesis de fertilizantes. Estos contaminantes se caracterizan por su capacidad para persistir en el medio ambiente, su alta liposolubilidad y su capacidad de bioacumularse a lo largo de la cadena alimenticia.[11]

Se han realizado estudios extensos sobre la toxicidad de muchos de estos componentes. La alta exposición a estos contaminantes orgánicos persistentes se asocia con un incremento en las cifras de especies reactivas de oxígeno, lo cual puede derivar en inflamación celular[12,13] y mayor estrés oxidativo.[14] La exposición a estos contaminantes también altera los mecanismos metabólicos y provoca resistencia a la insulina,[15] obesidad,[16] dislipidemia[17] y diabetes tipo 2.[18] También se asocian con enfermedades crónicas como cáncer, cardiopatías, trastornos neurodegenerativos y enfermedades del tracto respiratorio,[19,20] pero, sobre todo, con un aumento en las tasas de mortalidad por cualquier causa.[21]

La lista de contaminantes orgánicos persistentes incluye muchos compuestos que se encuentran en pesticidas organoclorados como dieldrina, DDT y clordano, así como en varios productos químicos industriales o subproductos como bifenilos policlorados (PCB), retardantes de fuego (conocidos como PBDE) y plastificantes como ftalatos y bisfenol A (BPA). Otro de estos contaminantes es el ácido perfluorooctanóico (PFOA), una sustancia creada por el hombre que suele encontrarse sobre todo en los recubrimientos antiadherentes de los instrumentos de cocina.[22]

Los PBDE son una combinación de sustancias que se usan como retardantes de fuego en muchos productos de uso común, como tapicería, plásticos y muebles de cocina.[23] La exposición a ellos suele ocurrir cuando ingerimos polvo, alimentos o leche materna contaminados; tocamos tierra o productos comerciales contaminados o inhalamos aire contaminado.[24] Los estudios sugieren que la exposición a PBDE se asocia con cambios en el desarrollo neurológico.[25,26]

Los PCB incluyen combinaciones artificiales de compuestos clorados que se usan como lubricantes y refrigerantes para equipo eléctrico, así como en aplicaciones industriales como plastificantes y pigmentos.[27] La producción de PCB se prohibió en Estados Unidos en 1979 debido a que preocupaban los potenciales efectos que podían tener en la salud.[28] En 2004 muchos países dejaron también de producir y usar

PCB, de conformidad con la Convención de Estocolmo.[29] No obstante, dado que los PCB son capaces de persistir en el medio ambiente durante muchos años, seguimos expuestos a ellos, y cada vez hay más evidencias que sugieren que hasta una exposición mínima puede tener efectos adversos en la salud.[30,31] Aunque aún se debate si su exposición incrementa el riesgo de mortalidad en la población general, la EPA ha clasificado los PCB como potenciales carcinógenos humanos.[32,33,34]

Se ha demostrado que muchas de las toxinas mencionadas aquí inhiben actividades enzimáticas en la cadena de transporte de electrones mitocondriales,[35] lo cual trae consigo problemas, pues ahí es donde se produce la mayor parte de la energía del cuerpo. Pero te tengo una buena noticia: lo que comes puede influir en qué tan dañinos son estos contaminantes una vez que ingresan a tu cuerpo,[36] tanto para bien como para mal. Por ejemplo, el ácido linoleico (un ácido graso omega-6) puede incrementar la toxicidad de los PCB en las células endoteliales vasculares, pero la vitamina E puede mitigar este efecto. Se ha demostrado también que los ácidos grasos esenciales omega-3 y los polifenoles mitigan muchas afecciones asociadas con la presencia de toxinas, incluyendo la formación y el crecimiento de tumores, enfermedades hepáticas y activación endotelial.[37]

Este efecto modulador de ciertos alimentos resalta la importancia de llevar una dieta de alta calidad y con gran densidad de nutrientes, antes, después y *durante* el ayuno (con limitaciones calóricas) para mitigar el riesgo potencial de reexposición a toxinas. Por ejemplo, flavonoides vegetales como el EGCG pueden disminuir el estrés oxidativo y la inflamación.[38]

Contaminación por metales pesados y salud cardiaca

La acumulación de metales pesados se vincula con riesgo de afecciones cardiacas. Un análisis publicado en la revista *British Medical*

Journal en 2018 observó datos de unas 350 000 personas de 37 países distintos y descubrió que la exposición a metales pesados comunes como arsénico (presente en maderas tratadas a presión, electrónicos y herbicidas),[39] plomo (el cual sigue siendo prevalente en el medio ambiente después de años de haberse usado en la gasolina, tuberías y pinturas), cadmio (presente en muchos fertilizantes) y cobre (un subproducto de muchas industrias que se puede acumular en la tierra y el agua potable)[40] se asocia con una mayor incidencia de afecciones cardiovasculares y mortalidad. Por desgracia, el riesgo incrementa con apenas una exposición mínima a estos metales.[41]

La buena noticia es que se ha demostrado que eliminar los metales pesados del cuerpo disminuye el riesgo de cardiopatías. Un estudio clínico —financiado por los Institutos Nacionales de Salud y el Centro Nacional de Salud Complementaria e Integrativa de Estados Unidos— llamado TACT (ensayo para evaluar la terapia de quelación)[42] observó la efectividad de la terapia de quelación, una terapia para desintoxicar la sangre popular en el mundo de la medicina alternativa, y de los complementos nutricionales para disminuir la incidencia de episodios cardiovasculares.

Este estudio sumamente costoso —los Institutos Nacionales de Salud invirtieron 31.6 millones de dólares en él— concluyó que la terapia de quelación, en combinación con dosis elevadas de vitaminas, disminuía en 18% el riesgo de episodios cardiovasculares, y esta reducción prevaleció en los cinco años posteriores al estudio. Cuando los pacientes recibían terapia de quelación sin complementos o tomaban complementos sin someterse a terapia de quelación, la disminución del riesgo era mucho menor que al combinar ambas intervenciones. Estos hallazgos sugieren que la presencia de metales pesados es peligrosa y que se requiere apoyo nutricional adicional para favorecer la desintoxicación.

Exposición tóxica como consecuencia del ayuno en humanos

Quizá recuerdes que a principios de los años noventa se realizó en el desierto de Arizona el experimento Biósfera 2, en el que ocho científicos se encerraron en una estructura de cristal y acero que contenía su propio ecosistema y se quedaron ahí casi dos años. Pues bien, dicho experimento confirmó las sospechas que se tenían sobre la liberación de toxinas durante el ayuno. Ray Walford, médico y pionero de la restricción calórica, así como uno de los participantes de Biosfera 2,[43] observó un incremento en los niveles de compuestos organoclorados en los individuos que perdieron peso durante el experimento.

En épocas más recientes, varios estudios sobre almacenamiento de toxinas liposolubles concluyeron que la pérdida de grasa corporal desencadena la movilización de toxinas y su redistribución a otros tejidos y órganos.[44,45,46] Otros estudios demuestran que quienes se han sometido a cirugías bariátricas liberan cantidades significativas de contaminantes orgánicos persistentes de los depósitos de grasa después de la subsiguiente pérdida de peso.[47] Otro estudio observó que quienes pesaban más y tenían mayores niveles de grasa acumulada tenían niveles considerablemente mayores de toxinas en el sistema.[48]

Por qué la mayoría de la gente recupera el peso perdido

Aunque perder peso es muy difícil, casi cualquiera que lo haya hecho podrá corroborar que es mucho más difícil impedir recuperarlo una vez que se ha perdido. De hecho, más de 80% de las personas que bajan de peso recupera los niveles de grasa corporal perdidos. Muchos especialistas creen que esto se debe a las respuestas metabólicas, conductuales, neuroendócrinas y autonómicas diseñadas para conservar la grasa natural, los cuales almacenan grasas hasta alcanzar un nivel "ideal" determinado a nivel neurológico. Estas respuestas, que en conjunto se conocen como termogénesis adaptativa, crean el entorno ideal para recuperar el peso perdido; muchos expertos creen que por eso fracasan tanto los individuos delgados como los obesos que intentan mantener su nuevo peso.[49] Aunque es la razón más aceptada de por qué la mayoría de los individuos con sobrepeso recupera el peso perdido, no significa que sea verdad. De hecho, la explicación de la recuperación del peso puede estar en la liberación de toxinas que ocurre durante el proceso de pérdida de peso.

Un estudio fascinante observó que los niveles elevados de contaminantes orgánicos persistentes en la sangre parecen ser un factor que influye de forma sustancial en la termogénesis adaptativa de ciertos individuos obesos, incluso más que los niveles de hormonas tiroideas y leptina.[50] También se ha demostrado que la carga corporal total de estos contaminantes es mayor en personas obesas que en individuos delgados debido a la mayor concentración de contaminantes orgánicos persistentes tanto en plasma como en la grasa corporal,[51] por lo que, cuando estas personas pierden peso, se incrementa la concentración de los contaminantes en la sangre.[52,53] Una vez que los contaminantes orgánicos persistentes salen de los depósitos de grasa (que nos protegían de ellos) y llegan a la sangre, pueden causar estragos en el metabolismo.

Se ha demostrado que el incremento en la concentración de contaminantes orgánicos persistentes provocada por pérdida de peso es un predictor independiente de la disminución de los niveles de hormonas tiroideas en plasma,[54] del índice metabólico en reposo y de la actividad enzimática oxidativa en el sistema musculoesquelético.[55] Tomando en cuenta que estos contaminantes también afectan el funcionamiento de las mitocondrias,[56] es probable que el incremento de sus niveles en plasma influya en la recuperación del peso perdido.[57,58]

Ayuno en estudios con animales confirma la presencia de toxinas acumuladas en la grasa corporal

Ya en 1962 se había demostrado que el ayuno parcial provocaba la movilización de toxinas liposolubles como el DDT de los depósitos de grasa de ratas que ingerían niveles no tóxicos de este compuesto.[59]

Muchos mamíferos marinos (en especial las focas) llevan a cabo ayunos extensos durante los periodos de reproducción, migración, muda y después del destete. En esos intervalos de tiempo queman las reservas de grasa disponible, con lo cual se liberan PCB y otras sustancias químicas liposolubles que llegan al torrente sanguíneo.[60,61,62] En focas pías adultas delgadas se encontraron niveles escandalosamente más altos de PCB que en focas pías adultas gordas; las muestras de las primeras se tomaron durante la temporada de muda, mientras que las muestras de las segundas se tomaron durante la temporada de reproducción.[63]

Los elefantes marinos del norte se caracterizan por realizar periodos de ayuno extenso en los cuales dependen únicamente de sus propias reservas de grasa. Se ha documentado que este ayuno libera contaminantes liposolubles como PCB, que terminan en el torrente sanguíneo de los animales.[64,65]

Las investigaciones demuestran que llevar una dieta adecuada para perder peso induce un incremento significativo de contaminantes orgánicos persistentes en la sangre,[66] pero sobre todo que hay una disminución significativa de la capacidad muscular para quemar grasas como combustible.[67] Otro estudio demostró que los niveles de toxinas liposolubles en el cerebro y los riñones de los ratones incrementaron cuando éstos perdieron grasa corporal.[68]

Cómo se desintoxica el cuerpo de las sustancias dañinas

A través de la evolución humana, el cuerpo ha desarrollado maravillosos mecanismos de protección que permiten que, cuando nos exponemos a las dañinas toxinas de los siglos xx y xxi, éstas queden atrapadas en las células adiposas, en donde no causan daño sustancial al cuerpo. No obstante, una vez que quemamos la grasa de las células en donde estaban almacenadas las toxinas, éstas vuelven a circular por el cuerpo.

¿Qué hacer entonces? Si eres una persona sana, por lo regular esto no te causará problemas porque tienes mecanismos de desintoxicación en el hígado que convierten las toxinas liposolubles en toxinas hidrosolubles para que el cuerpo pueda eliminarlas a través del sudor, la orina o las heces.

Las cuatro fases de la desintoxicación

Por desgracia, la terapia de quelación convencional es costosa, no la suelen cubrir los seguros y puede ser inconveniente. Por fortuna, el ketoayuno es una alternativa efectiva para liberar y eliminar esas toxinas, además de que no es costoso, es conveniente y es flexible. Dicho lo anterior, es importante saber cómo respaldar los procesos de desintoxicación del cuerpo para beneficiarnos lo más posible del ketoayuno.

La eliminación corporal de las toxinas ocurre en cuatro fases distintivas. Si hay contratiempos en alguna de las fases, el cuerpo no expulsará las toxinas, entonces se reabsorberán y contribuirán a causar daños celulares.

- **Fase cero:** La toxina entra a la célula aún en estado liposoluble. Esto puede ocurrir a través de exposición ambiental o como resultado de la lipólisis.

- **Fase uno:** Se adhiere un hidroxilo a la toxina para hacerla liposoluble (lo que permite excretarla). Aunque es una parte esencial del proceso que en última instancia permite expulsar la toxina del cuerpo, en este estado sigue siendo altamente reactiva y peligrosa. Por lo tanto, querremos que pase por las siguientes dos fases lo más rápido posible.

- **Fase dos:** Por medio de un proceso llamado conjugación, se añade algo a la toxina que la hace mucho menos volátil y destructiva, ya sea un metilo, un sulfuro, un acetilo o un aminoácido como glicina o glutatión. Esta estructura añadida tranquiliza a la toxina y la vuelve menos reactiva y dañina mientras continúa el proceso de eliminación del cuerpo.

- **Fase tres:** Ésta es la parte crucial en la que la toxina sale de la célula y sigue el camino que permitirá excretarla, ya sea por medio del sudor, la orina o las heces.

Durante las fases uno y dos es importante consumir suficientes tipos de nutrientes que fortalezcan las vías de desintoxicación y le permitan al cuerpo convertir de forma segura las toxinas en versiones hidrosolubles que el cuerpo pueda eliminar con facilidad.

Al seguir una dieta cetogénica cíclica en los días en los que no realizas el ketoayuno y comer gran cantidad de verduras bajas en carbohidratos netos —como brócoli, coliflor y col—, le darás al hígado los nutrientes necesarios para que sea capaz de liberar las toxinas eliminadas.

A continuación querrás facilitar la eliminación de dichas toxinas haciendo cosas que fomenten la sudoración, como usar un sauna de infrarrojo cercano y beber mucha agua para orinar más.

Asimismo, el uso de ligantes que se adhieran y capturen las toxinas para excretarlas a través del hígado y por medio de las heces ayuda a eliminarlas y evita que se reabsorban. La fibra es un ligante importante que favorece la excreción de toxinas por vía fecal. Algunos ligantes populares, seguros y poco costosos que puedes tomar son carbón activado, clorelas, quitosano y pectina cítrica modificada (en el capítulo 8 encontrarás más información sobre cada uno de ellos).

El principal problema es que la mayoría de la gente no sigue una dieta limpia y con gran densidad de nutrientes ni se ejercita con regularidad, por lo que su estado de salud no es óptimo. Si careces de cualquiera de los nutrientes necesarios para la desintoxicación, el proceso se verá afectado y es probable que experimentes síntomas durante el ketoayuno. Además, tu cuerpo no será capaz de eliminar de forma eficaz las toxinas del sistema. Por eso, aunque defiendo el uso del ayuno con agua bajo supervisión médica para tratar afecciones muy graves, creo que es mucho mejor para la mayoría de la gente emprender la técnica del ketoayuno, que es más conservadora y lenta, pues está diseñada cuidadosamente para apoyar al cuerpo en el proceso de eliminación de toxinas.

El ketoayuno te provee una comida de entre 300 y 600 calorías provenientes de alimentos con alta densidad de nutrientes y fitonutrientes que favorecerán la desintoxicación y la capacidad fisiológica de convertir las toxinas liposolubles en toxinas hidrosolubles que se puedan eliminar con facilidad.

Diferencia entre sudoración activa y pasiva

Aunque la mayoría de las personas sudamos cuando realizamos ejercicio intenso, la sudoración activa no es tan efectiva para eliminar toxinas como la sudoración pasiva.

Reitero que, aunque no dudo de que sudes a mares cuando te ejercitas, si estás queriendo desintoxicarte de metales pesados y otras toxinas dañinas, el sudor pasivo será mucho más eficaz que el activo. La sudoración activa es provocada por el esfuerzo físico, como cuando nos ejercitamos, pero las investigaciones demuestran que, cuando hacemos ejercicio, la concentración de toxinas en el sudor es bastante baja. Además, cuando realices el ketoayuno no querrás realizar ejercicio vigoroso, pues eso entorpecería la capacidad del cuerpo para aprovechar al máximo los beneficios del ayuno parcial.

Por el contrario, en muestras de sudor tomadas en un sauna —es decir, durante un proceso de sudoración pasiva— se observó que se liberan altas cantidades de toxinas en el sudor. Esto se explica a través de las diferencias entre la activación del sistema nervioso simpático y la del parasimpático. El sistema nervioso autónomo tiene dos estados que se conocen comúnmente como "lucha o fuga" y "relajación y digestión".

Cuando realizas ejercicio físico intenso y empiezas a sudar, el cuerpo destina energía hacia los músculos, los pulmones y el corazón. Es momento de lucha o huida. No obstante, durante la sudoración pasiva, el cuerpo se calienta desde afuera y no desde el interior, en un estado de mucha mayor relajación. Dado que no estás exaltado de ninguna forma, el cuerpo es capaz de usar la energía producida por lámparas de calor incandescente para sanar y repararse, y determina que es un buen momento para liberar toxinas a través del sudor.

Cuando no realizas esfuerzo físico, el sistema nervioso simpático se relaja, y entonces se activa el sistema nervioso parasimpático. Éste determina las funciones de reposo y reparación del cuerpo, entre las que se incluye la desintoxicación.

Terapia de sauna

Aunque es posible realizar el ketoayuno sin tener acceso a un sauna, no es lo ideal; de hecho, serán menos los beneficios que percibas. Recuerda que uno de los principales beneficios del ketoayuno es que ayuda a eliminar toxinas, lo cual es muy difícil de lograr sin acceso a un sauna. De ser posible, lo ideal sería que lo tuvieras en casa para que te resulte conveniente y lo uses.

Diferencias entre saunas de infrarrojo cercano e infrarrojo lejano

La mayor parte de los saunas de infrarrojo son de infrarrojo lejano. Aunque proveen varios beneficios, también tienen varias desventajas. La diferencia entre infrarrojo cercano y lejano es la amplitud de onda de la luz. La luz infrarroja cercana está apenas por encima del espectro de luz de la luz roja visible; empieza alrededor de los 700 nanómetros y alcanza los 1 400. La luz infrarroja media se encuentra entre los 1 400 y los 3 000 nanómetros, mientras que el infrarrojo lejano se encuentra entre los 3 000 y los 100 000 nanómetros.

Es importante entender estas frecuencias, pues tienen consecuencias biológicas significativas. El infrarrojo cercano puede penetrar la piel hasta 100 milímetros, mientras que el infrarrojo lejano apenas penetra unos cuantos milímetros. Aunque el infrarrojo lejano tiene más energía que el cercano, el agua del cuerpo absorbe la radiación del infrarrojo lejano antes de que pueda penetrar bien los tejidos.

Permíteme explicarlo mejor. El agua absorbe diferentes longitudes de ondas a diferentes grados. El agua empieza a absorber la energía alrededor de los 980 nanómetros, justo a la mitad del espectro del infrarrojo cercano. Sin embargo, se trata de un continuo, así que, tan pronto sales del infrarrojo cercano, entre los 1 400 y los 1 500 nanómetros, el agua absorbe casi todas las ondas de longitud y casi nada del infrarrojo entra al cuerpo.

Una vez que sales del infrarrojo medio y llegas a las longitudes de onda del infrarrojo lejano, el agua las absorbe al 100%. Mucha gente no lo sabe, pero, por esa razón, las longitudes de onda del infrarrojo lejano no penetran el tejido biológico a profundidad. Esto significa que básicamente lo que hacen los saunas de infrarrojo lejano son calentarte a nivel superficial y usarte como conductor de calor. Con las longitudes de onda de infrarrojo cercano obtienes calor radiante y penetrante, la cual es una forma mucho más eficiente de calentar el tejido biológico.

Es posible observar un efecto similar cuando sales a tomar el sol en verano y sientes el calor de sus rayos en la piel. Cuando se atraviesa una nube en el camino, el calor desaparece al instante. ¿Alguna vez te has preguntado por qué? Es porque las nubes están cargadas de agua que absorbe el infrarrojo lejano e impide que llegue a tu piel, por lo que el calor no llega a ti.

El infrarrojo cercano activa la capacidad innata del cuerpo de sanar

La mayor parte de la gente que ha estudiado enfoques naturales a la salud —ya sea de manera formal o informal— entiende cuán importante es para la salud exponerse a la luz del sol de forma regular. Y casi todos entienden que exponerse a la luz del sol sirve para sintetizar vitamina D en la piel (que es mucho mejor que tomar cápsulas de vitamina D). La exposición a longitudes de onda UVB (ultravioleta B) es lo que le permite al cuerpo producir vitamina D.

En términos generales, se cree que las ventajas de tomar el sol radican por completo en los beneficios que provee la radiación UVB. Quizá te sorprenda saber que los rayos UVB representan menos de 0.5% del espectro de la luz solar. Lo que la mayoría de la gente pasa por alto es el efecto del infrarrojo cercano y su impacto en la biología. Esto es importante, pues 40% de la luz del sol —sí, 40%, casi 100 veces más que los rayos UVB— se encuentra en el espectro del infrarrojo cercano, lo cual respalda la idea de que es importante exponerse a esta frecuencia. *Fotobiomodulación* es el término que se usa para describir los efectos benéficos de la luz en el cuerpo. Curiosamente, el infrarrojo cercano está exactamente en el rango de longitud de onda que provee los efectos de la fotobiomodulación, incluyendo ayudar a las mitocondrias a producir energía con mayor eficiencia y reducir la producción de especies reactivas de oxígeno y de estrés oxidativo que puede contribuir a la inflamación.

Además de activar las mitocondrias, el infrarrojo cercano ayuda a estructurar el agua del cuerpo y le da energía que se puede usar de diferentes maneras. (El agua estructurada es una forma más ordenada de agua que actúa como vehículo para activar, mejorar y optimizar los sistemas biológicos.)

Las frecuencias del infrarrojo lejano no parecen tener ningún impacto fotobiomodulador en las mitocondrias. Además de activar las mitocondrias, el infrarrojo cercano y la luz roja que también está presente en los focos de las lámparas de calor ayudan a estructurar el agua del cuerpo y le dan energía que se puede usar de diversas formas. Ahora sabes que exponerse a la luz del sol hace más que calentar el cuerpo o promover la producción de vitamina D; de hecho, activa el sistema innato de sanación. Dado que hay mitocondrias en todas las células del cuerpo, salvo por los glóbulos rojos, éstas conforman el sistema de sanación restaurativa nuclear.

Los saunas de infrarrojo lejano exageran sus beneficios

Por el contrario, las frecuencias de infrarrojo lejano no parecen tener ningún tipo de impacto fotobiomodulador en las mitocondrias. Recuerda que los saunas de infrarrojo lejano NO proveen calor radiante, sino que calientan el cuerpo por medio de conducción; por eso hay que calentarlos a temperaturas relativamente altas antes de entrar en ellos, o de otro modo no sudas. Si bien calientan el cuerpo, sólo lo hacen a nivel superficial, y el infrarrojo apenas penetra unos cuantos milímetros de piel.

Otros dos problemas comunes de los saunas de infrarrojo lejano es que aseguran ser de "amplio espectro", cuando en realidad casi no emiten nada de infrarrojo cercano y sí altos niveles de campos electromagnéticos, a pesar de que afirmen que su emisión de campos electromagnéticos es baja o hasta nula.

He medido muchos saunas de infrarrojo lejano con baja emisión de campos electromagnéticos y he observado que, aunque varios emiten muy pocos campos *magnéticos*, casi todos emiten altas cantidades de campos *eléctricos* que incluso alcanzan niveles peligrosos.

Hay muchos supuestos saunas de infrarrojo lejano de amplio espectro que tienen emisores de infrarrojo lejano para producir calor, pero que han agregado emisores de infrarrojo cercano para cumplir uno de dos posibles propósitos. Uno es para usar LED. Es posible producir LED que emitan apenas unas cuantas longitudes de onda de infrarrojo cercano monocromático y no toda la gama de más de 700 frecuencias del espectro de infrarrojo cercano. No obstante, no tienen la forma curva de los focos incandescentes (o la luz del sol) que emite un potente espectro natural.

También hay algunos saunas que usan emisores de infrarrojo cercano de baja energía, los cuales básicamente son elementos de calefacción que producen más calor que los infrarrojos lejanos. Si bien emiten una pequeña cantidad de infrarrojos cercanos, su potencia es muy baja (lo que se conoce como *irradiancia* en terapia de luz) y tiene muy poco impacto biológico.

Los beneficios de la calefacción del infrarrojo cercano incandescente

Los focos de luz incandescente son la forma más eficiente de calentar un sauna —y, por ende, el cuerpo—, pues emiten casi exclusivamente infrarrojo cercano de amplio espectro. Aunque los focos de luz incandescente gastan mucha más energía que los de LED, el calor que proveen en realidad tiene profundos efectos terapéuticos. Por ejemplo, desde hace mucho tiempo los granjeros usan focos incandescentes para incubar vida animal y brindar calefacción al ganado. Los focos incandescentes también se pueden usar para la terapia de sauna incandescente.

Por desgracia, tanto Estados Unidos como buena parte de Europa ha cambiado la luz incandescente por luz LED o fluorescente para reducir el consumo de energía. Eso ha eliminado muchas de las longitudes de onda benéficas en favor de la eficiencia energética, pero con consecuencias muy dañinas para la salud. No es meramente una cuestión de desintoxicación.

El sauna de luz incandescente trae consigo muchos otros beneficios. En esencia, lo que hace la terapia de sauna con infrarrojo cercano es estimular las mitocondrias para que liberen óxido de nitrógeno de una de las proteínas en la cadena de transporte de electrones, lo cual estimula la producción de trifosfato de adenosina (ATP), además de estructurar el agua de las células. En conjunto, las mitocondrias, el óxido de nitrógeno y el ATP trabajan de forma concertada para promover efectos como la reparación del ADN y la regeneración celular.

Dosis terapéutica

Aun si se trata de terapia de luz, no querrás exponerte en exceso. Así como no debemos pasar demasiado tiempo bajo el sol, tampoco querrás estar dentro del sauna ocho horas. El sauna produce un efecto de choque térmico en el cuerpo que promueve la desintoxicación y otras respuestas celulares benéficas, pero no querrás permanecer en estado de choque demasiado tiempo. Una sesión de sauna de infrarrojo cercano de entre 20 y 30 minutos provee la cantidad de energía adecuada (entre 36 y 54 joules a una distancia de 45 a 60 cm de los focos).

Tener acceso a tu propio sauna incandescente

Hay varias empresas que producen lámparas de calor para saunas de infrarrojo cercano. Una de las mejores es SaunaSpace, pues tiene una versión libre de campos electromagnéticos que no sólo no tiene campos eléctricos ni magnéticos, sino que también protege contra ondas de radiofrecuencia provenientes de teléfonos celulares y redes wifi, con lo cual genera un entorno ideal para la desintoxicación del sistema parasimpático. No obstante, son bastante costosos.

Lo más económico sería construir tu propio sauna de infrarrojo cercano con lámparas de calor libres de teflón. Puedes encontrar instrucciones para hacerlo en el libro *Sauna Therapy for Detoxification and Healing* del doctor Lawrence Wilson, el cual se puede adquirir en Amazon. Este tipo de sauna lo usaba el doctor John Harvey Kellog en sus baños y spas a principios de siglo xx. El núcleo del sauna está conformado por cuatro focos incandescentes Philips de 250 watts, los cuales se pueden adquirir por menos de 40 dólares. Lo importante es asegurarte de que los focos no contengan teflón para evitar que se vaporice el flúor y lo inhales. Aunque es bastante menos costoso, tiene varias desventajas y requiere muchos cuidados y atenciones. En primer lugar, todos los materiales que uses deben estar libres de toxinas y ser hipoalergénicos. Es preferible usar materiales de origen natural y evitar a toda costa los plásticos que liberen gases residuales.

En segundo lugar, los focos se calientan mucho. Querrás tener cuidado de no tocar la superficie de los focos incandescentes, pues pueden causarte graves quemaduras. Para ello necesitarás protección profesional, pues ni un paño de tela gruesa ni alambre flexible suelen bastar y te expondrán a potenciales quemaduras.

La tercera alternativa, de costo medio, sería una versión híbrida. Puedes comprar las luminarias y protectores de focos de empresas que vendan saunas de infrarrojo cercano, pero usar tu propia caseta. Las luminarias suelen tener forma de diamante y tener un foco en la parte superior e inferior, y dos en medio.

El calor deseado es consecuencia de la luz que se proyecta sobre el cuerpo, así que en realidad no necesitas uno de esos saunas portátiles que parecen tienda de campaña. Basta con que el aire que te rodee esté por encima de tu temperatura corporal (por encima de los 37 °C), pero éste se calienta con gran rapidez una vez que enciendes los focos. Puedes colgar la luminaria en tu ducha o incluso en un armario vacío o habitación pequeña.

No obstante, ten cuidado si lo haces en una habitación pequeña. Si los materiales que te rodean —la pintura, muebles de madera barnizada o la alfombra— contienen petroquímicos, podrían liberar gases residuales indeseables. Además, dado que la calefacción es direccional, debes recordar ir girando el cuerpo para exponer las distintas partes a la luz. Si ya tienes un sauna de madera de infrarrojo lejano, puedes colgar la luminaria ahí, pero no enciendas el sauna de infrarrojo lejano. Usa la cabina por sí sola. Lo mismo si usas tu ducha u otro espacio cerrado que se te ocurra.

Como ya mencioné, para una mejor desintoxicación es indispensable que el aire a tu alrededor esté al menos un poco por encima de tu temperatura corporal de 37 °C. Por lo regular, es necesario estar en un lugar cerrado para garantizar el nivel de calor, pero dependiendo del entorno en el que estés o de la época del año, tu "sauna" puede bien ser del tamaño de un estadio. Si está por encima de 37 °C, puedes sentarte frente a tus cuatro focos incandescentes de 250 watts con filtro rojo en donde se te antoje.

Lo que haces al salir del sauna también importa

Después de una sesión de sauna, date una ducha. Sin duda alguna querrás quitarte de encima el sudor lleno de toxinas para que no se te seque sobre la piel. Para obtener el máximo de beneficios mitocondriales, que sea una ducha fría.

Una alternativa es darte un chapuzón en una piscina fría. Ray Cronise, excientífico de la NASA e investigador nutricional que ha estudiado a profundidad los beneficios de la terapia fría, tiene la firme creencia de que la temperatura ideal para la termogénesis fría, la cual trae consigo muchos beneficios mitocondriales, está alrededor de los 18 °C; esta temperatura es bastante tolerable para la mayoría de la gente si te vas acoplando a ella poco a poco.

Necesitarás tener toallas a la mano para limpiarte el sudor. Recuerda que lo que estás sudando son toxinas, así que es importante que las recojas, a menos que tengas la luminaria en una ducha en la que se puedan ir por el drenaje.

Cómo usar el sauna de forma segura

Usar el sauna con moderación es seguro para la mayoría de la gente. No obstante, si padeces una afección cardiaca, lo mejor será que consultes primero con tu médico de cabecera. Otras precauciones que debes tomar son:

- **Elige un sauna de infrarrojo cercano con campos electromagnéticos bajos o nulos.** Si planeas usar un sauna infrarrojo con regularidad, asegúrate de que emita niveles bajos de campos electromagnéticos, pues la mayoría de los modelos emiten niveles demasiado altos. Busca alguno que emita niveles bajos o nulos. Lo ideal será investigar cuáles son los niveles de campos electromagnéticos que emite el sauna que uses, pues, además de causar alteraciones celulares en el cuerpo, también activan el sistema nervioso simpático, lo cual entorpece la desintoxicación.

  Si vas a comprar un sauna, asegúrate de que el productor ofrezca un análisis espectral realizado por un analista independiente que muestre que los niveles de infrarrojo cercano (en el rango de 800 a 850 nanómetros) son tan elevados como los de infrarrojo lejano. Eso requiere que hagas la tarea antes de realizar una inversión en tu salud tan importante como lo es un sauna de infrarrojo de amplio espectro con baja emisión de campos electromagnéticos. Hay muy pocas empresas que venden saunas de infrarrojo cercano auténticos, y todas las que conozco usan focos de luz incandescente.

- **Seguridad ante todo.** Evita usar el sauna si estás a solas, pues una disminución repentina de la tensión arterial o un ataque de deshidratación pueden dar lugar a una situación potencialmente mortal. Evítalo también si estás embarazada o tienes alguna enfermedad. Vuélvelo a usar sólo después de que te recuperes, si no tienes fiebre y te encuentras bien hidratado.

  Escucha a tu cuerpo para decidir cuánto estrés térmico puedes tolerar. Si nunca has usado un sauna, quizá debas empezar con apenas unos cuatro minutos la primera vez e ir agregando 30 segundos a cada sesión subsiguiente hasta llegar al rango de entre 15 y 30 minutos. En algunos casos el proceso de desintoxicación puede ser intenso, así que el incremento gradual debe ayudarle al cuerpo a aclimatarse a la sudoración y eliminación de toxinas.

- **Evita beber alcohol.** En combinación con la terapia de sauna, el alcohol incrementa el riesgo de arritmias, hipotensión (tensión arterial muy baja), deshidratación y muerte repentina. Estudios realizados en Finlandia, donde el uso de sauna es común, observaron que era altamente probable que quienes experimentaron muerte repentina durante las 24 horas posteriores al uso del sauna hubieran consumido alcohol en el momento o tuvieran antecedentes de consumo excesivo de alcohol.[69,70]

  Evita el sauna si has bebido mucho en las últimas 24 horas. Aunque hay quienes aseguran que una sesión de sauna atenúa los síntomas de la resaca, en realidad incrementa el riesgo de deshidratación en un momento en el que el alcohol ya te ha deshidratado bastante.

- **Evita la deshidratación y pérdida de minerales.** El uso del sauna incrementa la cantidad de fluidos que se pierden durante la sudoración. Por ende, es importante compensar esa pérdida de fluidos hidratándote con agua natural limpia antes de usar el sauna y teniendo cuidado de rehidratarte después.

Para informarte mejor sobre el uso del sauna, recomiendo el libro que mencioné antes: *Sauna Therapy for Detoxification and Healing* del doctor Lawrence Wilson. Es uno de los recursos bibliográficos sobre sauna más completos que he leído.

RESUMEN

- El medio ambiente y los suministros de agua y de alimentos están contaminados con grandes cantidades de contaminantes orgánicos persistentes, los cuales son toxinas liposolubles de lenta degradación.
- Cuando los ingerimos, el cuerpo almacena estos contaminantes en las células adiposas como mecanismo de defensa para proteger a los órganos vitales del daño tóxico.
- Al ayunar, se consumen los depósitos de grasa; esto libera las toxinas liposolubles almacenadas en las células adiposas, con lo cual básicamente te vuelves a exponer a niveles elevados de toxinas.
- Para expulsar las toxinas liberadas del cuerpo, es necesario convertirlas en el hígado a formas hidrosolubles que se puedan excretar en la orina, las heces o el sudor.
- Para facilitar la conversión de las toxinas a un estado hidrosoluble, es indispensable tener en abundancia los nutrientes que favorecen las vías de desintoxicación; esto se puede hacer consumiendo grandes cantidades de verduras con bajo contenido de carbohidratos netos, sobre todo crucíferas como coliflor y brócoli, las cuales representan el grueso de la dieta cetogénica cíclica.
- Además de darle al cuerpo alimentos que promuevan la desintoxicación, también se puede fortalecer la maquinaria de desintoxicación de sustancias dañinas bebiendo mucha agua fresca, sudando e ingiriendo fibra y otros ligantes que ayuden a expulsar las toxinas por medio de las heces.

- Para promover la sudoración pasiva —la cual suele contener muchas más toxinas que el sudor que se produce durante el ejercicio físico—, recomiendo usar un sauna de infrarrojo cercano entre dos y tres veces por semana, en especial el día que realices el ketoayuno.

Capítulo 7

La dieta cetogénica cíclica

A pesar de lo potente que es el ayuno como estrategia para perder peso y mejorar muchos de los marcadores de la salud, es interesante señalar que los principales beneficios que el ayuno provee a largo plazo están determinados en gran medida por los alimentos que se consumen cuando no se está ayunando.

Esto se debe a que el ayuno es algo que, por lo regular, sólo se debe hacer de forma ocasional. Ya sea que realices un ayuno parcial ciertos días o practiques la alimentación con restricción de tiempo, ayunar no es algo que se deba hacer de forma continua. Comer, por el contrario, es algo que se hace prácticamente a diario, y los alimentos que comemos influyen en nuestra salud, para bien o para mal.

Recordarás que la alimentación con restricción de tiempo limita el rango de tiempo diario en el que se puede consumir alimentos a una pequeña ventana de entre 6 y 8 horas, o quizá incluso hasta de 12, para fines prácticos. La alimentación con restricción de tiempo no necesariamente pone énfasis en la calidad de los alimentos que se deben consumir durante la ventana de alimentación.

Un estudio de 2018 publicado en la revista *Nutrition and Healthy Aging* dio seguimiento a voluntarios con obesidad durante tres meses.[1] Los participantes podían comer tanto como quisieran y cualquier alimento que se les antojara siempre y cuando lo hicieran entre las 10 a. m. y las 6 p. m. Durante las 16 horas restantes, sólo podían beber agua o bebidas sin calorías. Los resultados de esta estrategia de alimentación se compararon después con un grupo control no intervenido de un ensayo anterior sobre ayuno.

Los resultados de los 23 voluntarios fueron sorprendentemente positivos. El primero fue que consumieron unas 350 calorías menos cada día y perdieron poco menos de 3% de su peso corporal. Este estudio ha generado la evidencia más convincente que he visto hasta la fecha, que contradice la teoría tradicional de que la pérdida de peso es una cuestión de "calorías que se ingieren, calorías que se queman".

No obstante, muchos marcadores de salud —como la grasa visceral (indicador de cardiopatías futuras), la tensión arterial diastólica, el colesterol LDL, el colesterol HDL, los triglicéridos, la glucosa en ayunas y la insulina en ayunas— no mejoraron durante el estudio. Ahora intentemos imaginar cuál habría sido el resultado si los participantes hubieran prestado atención a la calidad de los alimentos que consumieron durante el estudio.

Los voluntarios llevaron una dieta estadounidense estándar: buena parte de lo que consumían era alimentos procesados, altos en carbohidratos, azúcares, grasas dañadas y herbicidas como glifosato. A menos de que te distancies de ese tipo de comida, la reemplaces con alimentos integrales sin procesar y con alta densidad de nutrientes, y equilibres las proporciones de macronutrientes (una forma sofisticada de referirse a la combinación adecuada de carbohidratos, proteínas y grasas dietéticas), es posible que pierdas peso, pero tu salud no mejorará, como lo demuestra el ensayo recién mencionado. Si bajas de peso pero cambias de dirección para mejorar tus niveles de glucosa, insulina y otros indicadores de riesgo de enfermedad, el beneficio será meramente cosmético.

Para obtener la mayor cantidad posible de beneficios del ayuno querrás asegurarte de que la dieta que sigas cuando no estés ayunando ayude a disminuir la inflamación, normalice la resistencia a la insulina, promueva la salud mitocondrial, potencie la regeneración celular y mantenga el envejecimiento a raya. Y eso es justo lo que logra una dieta cetogénica cíclica (o, en términos coloquiales, una dieta quema-grasas).

No obstante, debes tener cuidado, pues aunque el ayuno intermitente logre resultados metabólicos notables como revertir la diabetes y la obesidad, es similar a la cetosis en cuanto a que, si lo practicas de forma indefinida sin dedicar días al ayuno parcial y aumentar la ingesta de carbohidratos y proteínas durante una ventana de alimentación comprimida, los beneficios disminuirán o hasta se perderán por completo.

Por qué es importante hacer la transición a quema de grasas

Quizá hayas leído la palabra *cetogénica* por ahí o alguna amistad te haya contado que está haciendo una dieta "keto". Estos términos se han vuelto muy populares, como le ocurrió antes al concepto de alimentación paleo. En mi libro anterior, *Contra el cáncer*, ahondé en todas las razones y estrategias para adoptar una dieta cetogénica, así que, si te interesa profundizar en el tema, te recomiendo ese libro. Éste ofrece sólo la versión resumida.

La dieta cetogénica es un plan de alimentación alto en grasas y bajo en carbohidratos cuyo objetivo es que el cuerpo recupere la flexibilidad metabólica —es decir, la capacidad de quemar grasas como combustible—, lo cual se mide a través del aumento de la producción de cetonas. Como recordarás, las cetonas son grasas hidrosolubles que produce el hígado. Cuando el cuerpo es capaz de producirlas, empiezas a experimentar cambios sustanciales que mejorarán la calidad de tu salud. Las cetonas disminuyen el estrés oxidativo al crear antioxidantes importantes como superóxido dismutasa y catalasa. También producen nicotinamida adenina dinucleótido fosfato (NADPH), una coenzima de NAD que refuerza antioxidantes como el glutatión, la ubiquinona y la vitamina C para que sean funcionales.

¿Qué es la flexibilidad metabólica?

La flexibilidad metabólica es la capacidad del cuerpo para abandonar los carbohidratos (en forma de glucosa) como fuente principal de energía y recurrir a las cetonas derivadas de ácidos grasos y a la grasa corporal almacenada. Cada vez hay más investigaciones que indican que las cetonas son el combustible preferido tanto por el cerebro como por el cuerpo durante periodos de ayuno y de ejercicio extenuante.[2,3] Cuando adquieres flexibilidad metabólica, el cuerpo deja de crear grasa y almacenarla, y empieza a usar la grasa existente en forma de ácidos grasos libres y cetonas. Por este motivo, muchos especialistas sugieren que los regímenes de ayuno intermitente tienen el potencial de tratar la obesidad y afecciones metabólicas relacionadas, incluyendo el síndrome metabólico y la diabetes tipo 2.[4]

La transición a quema de grasas ocurre cuando se agotan los depósitos de glicógeno del hígado y el cuerpo empieza a descomponer los depósitos de grasa para producir ácidos grasos y glicerol.[5] Este cambio metabólico suele ocurrir entre 12 y 36 horas después de que dejas de consumir alimentos, pero puede tomar más si el hígado tiene depósitos considerables de glicógeno provenientes de una dieta alta en carbohidratos. También se ve influido por el gasto de energía y la cantidad de ejercicio que realices, pues un mayor gasto de energía agota más rápido los depósitos de glicógeno.

Una vez que ocurre la transición, los lípidos contenidos en las células adiposas (triacilgliceroles y diacilgliceroles) se metabolizan para convertirse en ácidos grasos que después se liberan al torrente sanguíneo. Estos ácidos grasos se transportan a las células del hígado, en donde por medio de un proceso de betaoxidación se convierten en ácido betahidroxibutírico (BOT) y ácido acetoacético (dos tipos de cetonas), las cuales hacen magia metabólica al potenciar la función mitocondrial.[6] Como ya mencioné, una de las funciones más importantes de las cetonas es que reducen el estrés oxidativo al incrementar el NADPH.[7,8,9]

Las principales funciones biológicas del NADPH son tres. La primera es que actúa como componente clave para recargar antioxidantes importantes como el glutatión, la vitamina E y la vitamina C. La segunda es que actúa como fuente de electrones para la síntesis de ácidos grasos, esteroides,[10,11] proteínas y ADN.[12] Y la tercera es que actúa como sustrato para la enzima NADPH oxidasa, la cual desempeña un papel central en el funcionamiento del sistema inmune.

Si haces tres o más comidas al día y no le das al cuerpo tiempo para que se recupere, no activarás el interruptor metabólico ni le darás a tu cuerpo la oportunidad de producir suficientes cuerpos cetónicos terapéuticos. Asimismo, a medida que incrementa la resistencia a la insulina con el aumento de peso y la diabetes, el tiempo que tardamos en ser capaces de activar el interruptor metabólico se prolonga cada vez más, como se observa en el siguiente esquema.

a

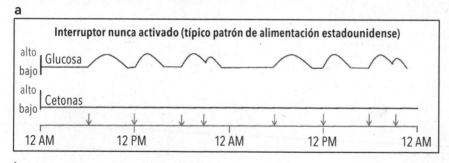

b

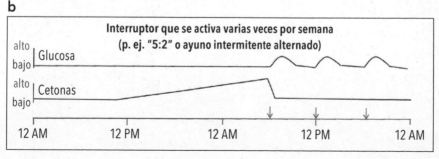

c

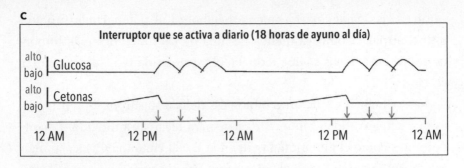

Perfiles de glucosa circulante y niveles de cetonas durante 48 horas en individuos con un patrón de alimentación estadounidense promedio o dos patrones distintos de ayuno intermitente. (a) En individuos que hacen tres comidas al día más colaciones, el interruptor metabólico jamás se "activa" y los niveles de cetonas se mantienen en niveles muy bajos, mientras que el área bajo la curva para niveles de glucosa es elevada en comparación con la de individuos que siguen un patrón de ayuno intermitente. (b) En este ejemplo, la persona ayunó por completo el primer día y luego hizo tres comidas diferentes al día siguiente. El día del ayuno, las cetonas se elevan de forma progresiva y los niveles de glucosa permanecen bajos, mientras que el día de alimentación las cetonas permanecen bajas y los niveles de glucosa se elevan durante el consumo de alimentos y varias horas después. (c) En este ejemplo, la persona consume todos sus alimentos en una ventana de seis horas al día todos los días. Por ende, el interruptor metabólico se activa tras 12 horas de ayuno y permanece encendido aproximadamente seis horas al día, hasta que se vuelven a consumir alimentos aproximadamente 18 horas después de ayunar.

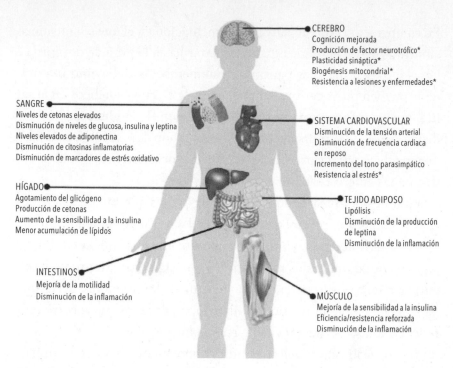

CEREBRO
Cognición mejorada
Producción de factor neurotrófico*
Plasticidad sináptica*
Biogénesis mitocondrial*
Resistencia a lesiones y enfermedades*

SANGRE
Niveles de cetonas elevados
Disminución de niveles de glucosa, insulina y leptina
Niveles elevados de adiponectina
Disminución de citosinas inflamatorias
Disminución de marcadores de estrés oxidativo

SISTEMA CARDIOVASCULAR
Disminución de la tensión arterial
Disminución de frecuencia cardiaca en reposo
Incremento del tono parasimpático
Resistencia al estrés*

HÍGADO
Agotamiento del glicógeno
Producción de cetonas
Aumento de la sensibilidad a la insulina
Menor acumulación de lípidos

TEJIDO ADIPOSO
Lipólisis
Disminución de la producción de leptina
Disminución de la inflamación

INTESTINOS
Mejoría de la motilidad
Disminución de la inflamación

MÚSCULO
Mejoría de la sensibilidad a la insulina
Eficiencia/resistencia reforzada
Disminución de la inflamación

Ejemplos de efectos funcionales y principales respuestas celulares y moleculares de distintos sistemas de órganos al ayuno intermitente. En humanos y roedores, el ayuno intermitente provoca reducción de niveles de insulina y leptina, elevación de niveles de cetonas y reducción de niveles de citosinas inflamatorias y marcadores de estrés oxidativo. Las células hepáticas reaccionan al ayuno generando cetonas, incrementando la sensibilidad a la insulina y disminuyendo la acumulación de lípidos. El ayuno intermitente también disminuye los niveles de marcadores de inflamación en los intestinos. Asimismo, mejora la sensibilidad de las células musculares, y disminuye la inflamación en los músculos en reacción al cambio metabólico detonado por el ayuno y el ejercicio. Hallazgos recientes sugieren también que el ejercicio durante el estado de ayuno puede favorecer el desarrollo y la resistencia musculares. Se han documentado efectos benéficos sustanciales del ayuno intermitente en el sistema cardiovascular, incluyendo disminución de la tensión arterial, disminución de la frecuencia cardiaca en reposo, aumento en la variabilidad de la frecuencia cardiaca (adaptación al estrés cardiovascular mejorado) y mayor resistencia del músculo cardiaco a daño en modelos de infarto al miocardio en animales. Estudios de laboratorio realizados en animales y humanos han demostrado que el ayuno intermitente puede mejorar la cognición (aprendizaje y memoria): los mecanismos subyacentes pueden incluir factores neurotróficos, estímulo de la biogénesis mitocondrial y la autofagia, y formación de nuevas sinapsis. El ayuno intermitente también fortalece la resistencia de las neuronas al estrés y suprime la neuroinflamación.

* Demostrado en modelos animales, pero no evaluado en humanos aún.

En comparación con un patrón de alimentación en el que se consumen alimentos desde el momento de despertar hasta la hora de dormir (12 horas o más al día), los patrones de alimentación del ayuno intermitente pueden provocar una amplia gama de efectos benéficos en la salud, incluyendo mejoría de la metabolización de la glucosa,[13,14,15,16,17] disminución de la inflamación,[18,19] disminución de la tensión arterial,[20] mejoría de la salud cardiovascular[21,22] y mayor resistencia celular al estrés y a las enfermedades (véase la figura anterior).[23,24,25]

En un estudio realizado a 34 hombres sanos que fueron asignados al azar a un grupo control de dieta normal o a uno de alimentación con restricción de tiempo (ayuno de 16 horas diarias) y a quienes se les dio seguimiento durante dos meses en los que siguieron un programa de entrenamiento de resistencia convencional, los hombres del grupo de alimentación con restricción de tiempo perdieron grasa corporal y retuvieron la masa magra y la fuerza máxima.[26]

Se han realizado muchos estudios sobre alimentación con restricción de tiempo en donde varios de los participantes han tenido dificultades para adherirse al protocolo.[27,28,29,30,31] No obstante, son muy pocos los estudios que documentan si los participantes lograron hacer la transición y empezaron a crear cetonas, lo cual hace fundamental que confirmemos si han alcanzado el estado de cetosis nutricional. Es fácil confirmarlo con tiras para medir cetonas o estudios de laboratorio para prevenir problemas.

Al seguir una dieta cetogénica cíclica, entras en estado de cetosis nutricional, que es el estado biológico de poder quemar grasa, el cual se define como tener un rango de 0.5 a 3.00 milimoles por litro (mmol/L) de cetonas en la sangre. Es posible detectar la presencia de cetonas en el cuerpo con ayuda de un mecanismo capaz de medir su presencia en sangre —como Keto-mojo—, un medidor de cetonas en el aliento —como Ketonix— o midiéndolas en la orina con una amplia gama de tiras medidoras de cetonas que son bastante asequibles.

Glucosa *vs.* Cetonas

Las células usan glucosa, que es un azúcar que se produce ya sea en el hígado, por medio de un proceso llamado gluconeogénesis, que es la formación de glucosa en el hígado a partir de precursores distintos a los carbohidratos, sobre todo aminoácidos (proteínas) y glicerol de las grasas, o bien, durante el proceso de la metabolización de alimentos que contienen carbohidratos. Si sueles darte la indulgencia de comer alimentos ultraprocesados y altos en carbohidratos (como bagels, sándwiches, pasta, comida rápida y frituras), es probable que quemes glucosa como principal fuente de energía y carezcas de flexibilidad metabólica.

No es ideal que el cuerpo use únicamente glucosa como combustible por varias razones, en especial porque, cuando las células la usan como principal combustible, producen un exceso de especies reactivas de oxígeno, las cuales, como mencioné en el capítulo 1, son una fuente significativa de estrés oxidativo que contribuye a la mayoría de las enfermedades y al envejecimiento prematuro. Las grasas saludables, por el contrario, producen menos especies reactivas de oxígeno que la glucosa al quemarse. Dicho de otro modo, la grasa es un combustible mucho más eficiente que la glucosa.

Otro gran problema con el consumo excesivo de glucosa es que incrementa la resistencia a la insulina. La resistencia a la insulina empeora cuando los niveles de azúcar en la sangre se disparan varias veces al día, como cuando comes demasiados carbohidratos en cada comida; por ejemplo, si desayunas un panecillo, almuerzas un sándwich y cenas pasta, por no mencionar si tomas uno o dos refrigerios azucarados. Ya sea que bebas una bebida de café azucarada, una galleta o un postre entero (o las tres cosas), el cuerpo produce cada vez más insulina en respuesta y, con el tiempo, los receptores de insulina se van haciendo cada vez más resistentes.

Además, el cuerpo tiene un límite estricto con respecto a la cantidad de glucosa que puede almacenar. Primero convierte la glucosa en glicógeno y almacena tanto como puede en el hígado o en los músculos.

No obstante, la mayoría de la gente no puede almacenar más de entre 400 y 800 gramos de glicógeno, lo cual se contrapone a la capacidad casi ilimitada de almacenamiento de grasas, que puede ascender a decenas de kilos en ciertos individuos.

Si aún no te has adaptado a quemar grasas y se empiezan a agotar tus reservas de glicógeno, sentirás intensas punzadas de hambre, pues ésa es la estrategia del cuerpo para intentar que consumas más glucosa. Dado que el cuerpo tiene una capacidad casi ilimitada para almacenar grasas, si tienes flexibilidad metabólica y dominas la capacidad de quemar grasas como combustible, puedes pasar periodos prolongados sin comer y sin sentir prácticamente hambre, lo que facilitará tu vida cotidiana y hará que sea más sencillo tomar la decisión de ayunar.

Beneficios de la cetosis nutricional

Cuando le ayudas al cuerpo a recuperar la capacidad de crear y usar cetonas como otra fuente de combustible, obtienes una amplia gama de beneficios, algunos de los cuales se sienten y otros pasan desapercibidos a simple vista. No obstante, las cetonas que el hígado produce se esfuerzan para producir varios efectos positivos, incluyendo:

- **Mejor sensibilidad a la insulina.** Cuando estás en estado de cetosis nutricional, tus niveles de glucosa en sangre disminuyen de forma natural porque no estás comiendo carbohidratos de forma continua, los cuales tienden a disparar los niveles de glucosa. En consecuencia, el cuerpo necesita producir menos insulina, lo cual les da a los receptores de insulina la oportunidad de recuperar la sensibilidad a la misma. Las investigaciones demuestran que las personas con diabetes que se apegan a una dieta cetogénica logran disminuir de forma significativa su dependencia a medicamentos para la diabetes. Muchas incluso han logrado revertir su diabetes de esta forma.[32] Tener menos resistencia a la insulina también disminuye el riesgo de Alzheimer, pues la demencia y la resistencia a la insulina están íntimamente ligadas.[33]

- **Menor inflamación.** Cuando quemas cetonas como combustible, se crean muchos menos especies reactivas de oxígeno. Asimismo, las cetonas son potentes inhibidores de histona deacetilasas, lo que disminuye las citosinas inflamatorias y hace que el cuerpo produzca muchos antiinflamatorios naturales. Por ende, al optimizar la cantidad de carbohidratos que consumes y fomentar que el cuerpo entre en estado de cetosis nutricional, disminuyes de forma significativa el riesgo de inflamación crónica, un precursor de casi cualquier enfermedad crónica.

- **Menor riesgo de cáncer.** A diferencia de las células normales, las células cancerígenas carecen de la flexibilidad metabólica para cubrir sus necesidades energéticas con cetonas. Eso significa que, una vez que el cuerpo entra en estado de cetosis nutricional, las células cancerígenas se quedan sin fuente de combustible. Esto puede no sólo ayudar a prevenir varios tipos de cáncer, sino ser también una importante estrategia complementaria para tratarlo.

- **Mayor longevidad.** La cetosis ayuda a eliminar las células del sistema inmune dañadas[34] y desempeña un papel importante en la autofagia (el proceso de reciclaje de componentes celulares dañados que ocurre dentro de las células) y la mitofagia (la digestión y eliminación de la mitocondria completa). Para ello, inhibe la vía de la mTOR. Por ende, la cetosis mejora el funcionamiento mitocondrial en general, lo cual contribuye en gran medida a prevenir y tratar casi cualquier enfermedad degenerativa crónica.

  Las dietas cetogénicas son muy bajas en azúcar, el cual es un potente acelerador del envejecimiento y la muerte prematura, en parte porque activa dos genes —Ras y PKA— que se sabe que aceleran el envejecimiento.[35]

- **Pérdida de peso.** Una vez que te adaptas a quemar grasas y adquieres flexibilidad metabólica, cuando se empiezan a agotar los depósitos de glicógeno el cuerpo recurre a los depósitos de grasa como fuente de energía, lo cual contribuye a la pérdida de grasa.

La desaparición casi absoluta del hambre y los antojos cuando adquieres la capacidad de quemar grasas también impide recuperar el peso perdido una vez que alcanzas tu peso ideal. En un estudio,[36] a personas con obesidad se les asignó una dieta cetogénica baja en carbohidratos o una dieta baja en grasas. Después de 24 semanas, los científicos notaron que el grupo que llevaba la dieta baja en carbohidratos perdió más peso (9.4 kg) en comparación con el grupo que llevaba la dieta baja en grasas (4.8 kg).

• **Claridad mental.** Uno de los principales beneficios de las cetonas es que son el combustible preferido del cerebro. Por ende, una vez que empiezas a usarlas como combustible neurológico, sientas las bases para mejorar la claridad mental. De hecho, una de las primeras cosas que mucha gente nota cuando empieza a quemar grasas como combustible es que cualquier "neblina mental" se disipa y recuperan la claridad mental que tenían en sus años de juventud y buena salud.

Cómo comer para entrar en estado de cetosis

En términos generales, para alcanzar el estado de cetosis nutricional tienes que disminuir la cantidad de carbohidratos netos que consumes —medida que puedes determinar si restas la cantidad de gramos de fibra de los alimentos a la de carbohidratos totales— y reemplazar esas calorías con grasas de alta calidad y verduras no amiláceas. Como regla generar, tu consumo diario de carbohidratos netos no deberá exceder el rango de entre 20 y 50 gramos al día.

También es importante restringir la ingesta de proteínas a una cantidad adecuada. Básicamente sólo consumirás la proteína que el cuerpo necesita para preservar la masa muscular, pero no más.

¿Por qué?

Porque cualquier exceso de proteína ejerce estímulos considerables a la vía de la mTOR, que es una señal catabólica potente que tiende a incrementar los niveles de glucosa. La fórmula para determinar la meta de proteínas diarias a ingerir implica calcular tu masa corporal magra en kilogramos y comer un gramo de proteína por cada kilogramo de masa corporal magra.

No obstante, a medida que envejecemos, el cuerpo requiere proteínas adicionales para conservar la masa corporal. Por ende, las necesidades incrementan alrededor de 25%. Asimismo, las y los atletas y las mujeres embarazadas deben incrementar su ingesta de proteína entre 25 y 50%.

Si tienes más de 65 años y te ejercitas con regularidad, es probable que debas incrementar tu ingesta de proteínas en 50% los días que hagas ejercicio. Esto es particularmente importante si realizas cardio extenuante, pues éste parece incrementar los requisitos de proteína. Con eso, puedes prevenir la pérdida de tejido muscular relacionada con la vejez, conocida como sarcopenia.

Para cosechar la mayor cantidad de beneficios posible de la dieta cetogénica cíclica, deberás eliminar toda clase de alimentos procesados y empacados. Para asegurarte de cubrir tus requerimientos nutricionales y mantener índices nutricionales ideales, puedes usar un monitor virtual de nutrientes gratuito como Cronometer (www.cronometer.com/mercola), el cual está programado para promover la cetosis nutricional.

Nota sobre las grasas que debemos comer y las que no

Probablemente esta dieta tiene un contenido de grasas mucho más elevado que otras que acostumbras, lo cual hace que sea esencial seleccionar las grasas correctas, pues no todas son iguales. Lo ideal es evitar cualquier aceite vegetal industrializado que se use en alimentos procesados y comidas de restaurante fritas, pues éstos causan estragos en las mitocondrias. Será importante priorizar el consumo de grasas de alta calidad, por ejemplo:

- Aceitunas y aceite de oliva (de preferencia aceite de oliva certificado por un organismo externo que garantice que no está adulterado con aceites vegetales de menor calidad).
- Cocos y aceite de coco (excelente para cocinar porque soporta muy altas temperaturas sin oxidarse; asegúrate de que el producto afirme estar "libre de hexanos" y "libre de sustancias químicas" para que el aceite de coco no te aporte toxinas indeseables junto con las grasas saludables.
- Grasas omega-3 de origen animal, de pescados con alto contenido graso y bajo contenido de mercurio, como salmón silvestre de Alaska, sardinas, anchoas, arenque o aceite de krill.
- Mantequilla, de preferencia hecha con leche bronca orgánica, de terneras de pastoreo.
- Nueces crudas que no tengan muchas proteínas, como macadamias y pecanas.
- Aguacates.
- Semillas como ajonjolí negro, comino negro, calabaza y hemp.
- Carnes de animales de pastoreo.
- Ghee (mantequilla clarificada), manteca y cebo (excelentes para cocinar)
- Manteca de cacao cruda
- Yemas de huevo orgánico de gallinas de pastoreo
- Aceite TCM (de triglicéridos de cadena media)

Inconvenientes de la cetosis prolongada

Aunque llevar una dieta cetogénica y tener flexibilidad metabólica es benéfico para la salud en general (y en especial para la salud de las mitocondrias), la cetosis continua o prolongada no suele ser recomendable. He aquí algunas razones que explican por qué.

Los niveles de insulina disminuyen demasiado

Paradójicamente, el uso prolongado e ininterrumpido de la dieta cetogénica puede provocar un aumento repentino en los niveles de glucosa en la sangre al disminuir en exceso los niveles de insulina. Una de las funciones principales de la insulina es suprimir la gluconeogénesis, que es el proceso por medio del cual el hígado produce glucosa. La razón por la que no se advierte mucho es que muy pocas personas tienen niveles de insulina lo suficientemente bajos como para que se detenga la producción de glucosa en el hígado. Las únicas ocasiones en las que esto ha ocurrido ha sido durante ayunos prolongados y cetosis continua no cíclica con ingesta de carbohidratos netos muy baja.

Cuando los niveles de insulina se mantienen bajos de forma constante, el hígado recibe la señal de acelerar la producción de glucosa porque el cuerpo asume que está entrando en modalidad de inanición y pretende proveer glucosa suficiente para alimentar el cerebro. Aunque el cerebro puede alimentarse sobre todo de cetonas y grasas, requiere que al menos 15% del combustible que usa sea glucosa para funcionar de forma adecuada. Si no le estás brindando glucosa directamente a través de la alimentación, el cuerpo le indica al hígado que es hora de producirla.

Si sigues ayunando durante demasiado tiempo, el metabolismo empezará a descomponer el tejido muscular para mantener los depósitos de grasa, lo que significa que te volverás vulnerable a perder masa muscular y acumular grasa por el simple hecho de mantener un consumo demasiado bajo de carbohidratos de forma ininterrumpida. Por fortuna, hay estrategias muy sencillas que se pueden implementar para impedir que esto ocurra.

Aunque parezca ilógico, si tienes niveles bajos de insulina y altos de glucosa, y comes una cantidad pequeña de carbohidratos, ¡tus niveles de azúcar bajarán! Esto se debe a que los carbohidratos que consumiste bastaron para incrementar los niveles de insulina, lo cual detuvo el proceso de gluconeogénesis.

Cuando intentamos entender por qué los niveles bajos de insulina provocan esto, puede resultar útil pensar que el cuerpo está programado para sobrevivir en toda clase de condiciones precarias. Si siente que los depósitos de grasa están por agotarse o que no hay suficientes calorías de carbohidratos para sostenerse, empezará a descomponer el tejido muscular para producir glucosa, de modo que no tengas que acabarte los depósitos de grasa. A fin de cuentas, el cuerpo cree que algún día necesitarás esos depósitos de grasa y también que es posible que sea más pronto de lo esperado. Así que, ¿por qué no sacrificar un poco de músculo a cambio de seguir con vida?

He conversado con muchos médicos que emplean la cetosis clínica como estrategia terapéutica, y me han confirmado que muchos de sus pacientes que pasan demasiado tiempo en estado de cetosis empiezan a perder músculo y a acumular grasas. Si esto te empieza a pasar, es probable que notes también que te falta energía y que te cuesta trabajo seguir bajando de peso.

Falta de variedad

La variedad es un principio biológico muy importante. Es probable que hacer sólo un tipo de ejercicio o de dieta de forma exclusiva durante periodos prolongados del tiempo tenga efectos adversos en la salud, sin importar qué tan útil sean esa dieta o ese tipo de ejercicio. El cuerpo humano ha evolucionado para adaptarse, pero, si no cambiamos los estímulos, dejamos de obligarlo a adaptarse. Entre las culturas de la antigüedad se fortalecían los mecanismos de sobrevivencia humana de forma natural por medio de cambios alimenticios estacionales y factores ambientales que influían en el suministro de alimentos.[37] Hoy en día, con el acceso ilimitado y permanénte a toda clase de alimentos, ya no estamos obligados a hacer estos ciclos naturales ni a tener este tipo de variación dietética.

Si instamos constantemente al metabolismo a adaptarse a nuevos patrones de alimentación, incrementamos la sensibilidad a las hormonas y los niveles de hormona del crecimiento, además de favorecer la función cerebral[38] y fortalecer el microbioma. Por estos motivos, es recomendable incorporar variedad y cambios cíclicos al plan de alimentación después de recuperar la capacidad de quemar grasas como principal fuente de energía.

También he observado que la variación alimenticia regular ayuda a fomentar el apego prolongado de un estilo de vida saludable, pues el cambio periódico de lo que comemos nos protege de sentir frustración, privación y aburrimiento ante la idea de comer siempre lo mismo.

Carece de los beneficios del festín

La cetosis nutricional comparte muchos de los mismos beneficios del ayuno: disminución de los niveles de azúcar en la sangre, mejoría de la sensibilidad a la insulina y mejoría de la salud mitocondrial, entre muchos otros. Por otra parte, muchas de las desventajas del ayuno no se presentan durante la ausencia de alimentos, sino cuando reintroduces la comida tan pronto terminas de ayunar.

A esto se le conoce como fase de realimentación, y sirve para recordarle al cuerpo que no está en estado de inanición, impide la descomposición del tejido muscular, atiza la quema de grasas y aprovecha el estrés del ayuno para mejorar tu salud más de lo que podrías imaginar. Es muy parecida al ejercicio en tanto que éste provoca ligeros daños a los tejidos para que durante la fase de recuperación se vuelvan más fuertes y resistentes que antes del ejercicio.

Desde el punto de vista metabólico, la eliminación de células dañadas y componentes celulares dañados ocurre durante el ayuno, mientras que la reconstrucción de células y tejidos ocurre durante la fase de realimentación. Dicho de otro modo, las células y tejidos se reconstruyen y alcanzan un estado de mayor salud durante esta fase. No obstante, si te quedas en estado de cetosis y no sales nunca de él, no puedes beneficiarte de la fase de realimentación.

Las investigaciones señalan que el ayuno detona la regeneración del páncreas en personas tanto con diabetes tipo 2 como con tipo 1, por sorprendente que parezca.[39] Pero reitero que estos efectos regenerativos se desencadenan sobre todo durante la fase de realimentación.

Cetosis clínica al rescate

Para abordar todas las posibles desventajas de la cetosis prolongada, recomiendo alternar entre días de "festín" y de "carestía" para lograr lo que he llamado cetosis cíclica. Cuando pones en práctica este enfoque, tu alimentación se asemeja a los patrones alimenticios de nuestros ancestros, quienes no tenían acceso a los mismos alimentos a diario y debían adaptarse de forma natural a comer más algunos días y comer poco o nada en otras ocasiones.

Una vez que empieces a quemar grasa como combustible (lo cual se puede saber si la producción de cetonas está por encima de 0.5 mmol/L), puedes empezar a implementar la cetosis cíclica. Cuando lleves al menos un mes en cetosis, comienza por añadir uno o dos "días de festín" a la semana, mientras sigues llevando la dieta cetogénica regular el resto del tiempo. Esos días de festín, permítete comer un poco más de carbohidratos netos y proteínas.

También deberás disminuir tu ingesta de grasas esos días para compensar las calorías adicionales de carbohidratos y proteínas que estarás ingiriendo. Lo ideal sería programar los días de festín cuando realices ejercicio vigoroso, de modo que el cuerpo pueda aprovechar las calorías adicionales de carbohidratos y proteínas para reconstruir y fortalecer los músculos.

Después de unos días de festín, volverás al ciclo de cetosis nutricional (la fase de ayuno). Al incorporar periódicamente días de mayor ingesta de carbohidratos —en los que puedes consumir entre 100 y 150 gramos de carbohidratos, en comparación con los entre 20 y 50 gramos diarios—, los niveles de cetonas aumentarán de forma sustancial, los de azúcar en la sangre disminuirán, la masa muscular se preservará y satisfarás tu deseo innato de variedad. Si lo haces con prudencia, no alterarás la capacidad del cuerpo de quemar grasas.

Una vez que establezcas un patrón de alimentación de cetosis cíclica regular, puedes incluso aumentar o propulsar los beneficios si añades ayunos parciales periódicos (te enseñaré exactamente cómo hacerlo en el capítulo 8). No obstante, para empezar, tu meta debe ser implementar la cetosis cíclica descrita a continuación. Preocúpate por lo demás cuando tu cuerpo y tú estén listos.

Sé que la expresión "día de festín" puede conjurar imágenes de visitas a barras de bufet ilimitado o de atracones sin control. Por desgracia, me temo que la calidad de los alimentos seguirá imperando. Aunque esos días podrás incrementar la ingesta de carbohidratos y proteínas, deberás evitar a toda costa la comida chatarra y procesada. Síguele dando prioridad a alimentos con alto contenido de nutrientes; lo único distinto de los días cetogénicos habituales será la proporción de macronutrientes.

Éstos son los lineamientos a seguir en los días de festín:

Incrementa la ingesta de carbohidratos

En los días de festín puedes triplicar la ingesta de carbohidratos saludables a un rango de entre 100 y 150 gramos. Seguirás consumiendo múltiples verduras en los días de festín, pero podrás agregar también otros alimentos ricos en carbohidratos que no suelen ser parte de la dieta cetogénica, como frutas, camotes, papas moradas (mis favoritas), arroz y quinoa. Hay ciertos tipos de alimentos que son más sanos que otros, como los camotes (que lo ideal es dejarlos enfriar después de cocerlos y luego recalentarlos), los plátanos verdes, la papaya y el mango, ya que tienen un alto contenido de almidones resistentes a la digestión que el cuerpo humano no puede digerir, pero que alimentan a las bacterias benéficas en el tracto digestivo.

Los almidones resistentes a la digestión son fibras de baja viscosidad que no se digieren en el intestino delgado, les dan consistencia a las heces y te ayudan a tener regularidad intestinal. Asimismo, se fermentan despacio en el intestino delgado[40] (no te preocupes por esto, pues el proceso de fermentación es muy lento y no tendrás gases). Curiosamente, los subproductos de este proceso de fermentación intestinal son ácidos grasos de cadena corta que las bacterias intestinales y el hígado convierten en cetonas. Esto ayuda a disminuir la inflamación, mejorar la función inmune,[41] regularizar la tensión arterial[42,43,44] y disminuir el riesgo de cardiopatías e infartos.[45]

Lo mejor de todo es que, dado que la mayoría de estos carbohidratos son almidones resistentes e indigeribles, no provocan aumentos en los niveles de azúcar ni de insulina. De hecho, las investigaciones indican que los almidones resistentes ayudan a mejorar la regulación de la insulina y disminuyen el riesgo de desarrollar resistencia a esta misma.[46,47,48] Las investigaciones también sugieren que los almidones resistentes pueden ayudar a prevenir el cáncer[49] y los trastornos digestivos inflamatorios.[50]

Mi arroz favorito es el arroz basmati blanco orgánico por el simple hecho de que sabe delicioso. Quizá te sorprenda que esté recomendando arroz blanco, pero en realidad tiene muchas menos lectinas problemáticas (componentes vegetales naturales presentes en semillas y cáscaras de muchas frutas y verduras que provocan inflamación intestinal) que el arroz integral, y la pequeña cantidad adicional de fibra que proveería el arroz integral se puede reemplazar con facilidad con otros alimentos.

El arroz basmati tiene una cantidad considerable de almidones resistentes, sin importar cómo lo cocines. Sin embargo, si lo cueces, lo dejas enfriar y luego lo calientas de nuevo, la cantidad de almidones resistentes se incrementa. Por si fuera poco, un estudio reciente observó que, si añades una cucharadita de aceite de coco al agua en la que cocinas el arroz y luego dejas enfriar el arroz durante 12 horas, la cantidad de almidón resistente incrementa 10 veces y la cantidad de calorías disminuye hasta 60%.[51] (Recuerda asegurarte de que el aceite de coco que uses esté libre de hexanos y otras sustancias químicas dañinas.)

Curiosamente, hasta el pan puede ser más saludable si se le calienta y deja enfriar. Según un estudio publicado en 2008 en la revista *European Journal of Clinical Nutrition*,[52] comer pan que ha sido congelado, descongelado o tostado derivó en mediciones menores de glucosa en sangre que comer pan casero o comercial recién salido del horno. Sigo recomendando evitar el trigo porque suele estar contaminado con glifosato y, aunque sea orgánico e integral, sigue teniendo lectinas, que son componentes vegetales naturales que pueden provocar inflamación intestinal. No obstante, entiendo que hay quienes aman comer una rebanada de pan tostado de forma ocasional. Si decides incluir pan en tus días de festín, asegúrate de que sea orgánico, blanco y, de preferencia, de masa madre (pues el proceso de fermentación disminuye bastante el contenido de gluten), y que haya sido congelado o refrigerado antes de tostarlo.

Come más proteínas

También deberás incrementar la ingesta de proteínas en los días de festín, aunque lo más recomendable es sincronizarlos con los días en los que realices entrenamiento de fuerza para aprovechar al máximo el impulso anabólico derivado de la activación de la vía mTOR provocada por la proteína adicional. También es preferible limitar la cantidad de proteína a más o menos el doble de lo habitual, aunque puedes variar el incremento siempre y cuando no rebase el triple.

Es importante recordar que, en la mayoría de los casos, debes evitar comer más de 25 gramos de proteína (o 35 si eres un hombre alto y corpulento) por comida, pues eso sobrepasa la capacidad del cuerpo de usar los aminoácidos de forma eficaz y lo único que hace es abrumar y sobrecargar a los riñones. Por ende, ten cuidado de distribuir la ingesta de proteína a lo largo del día.

Disminuye la ingesta de grasas

En los días de festín, disminuye el consumo de grasas para que no termines consumiendo demasiadas calorías; a fin de cuentas, estarás comiendo más calorías provenientes de carbohidratos en esos días, y quizá también más proteína. Dado que hay que equilibrar la balanza, disminuir la cantidad de grasas en días de festín ayuda a lograrlo.

Sigue evitando comer al menos tres horas antes de irte a dormir

Como expliqué en el capítulo 1, creo que todas las personas —sin importar su estado de salud o dieta habitual— pueden beneficiarse muchísimo si dejan de comer al menos tres horas antes de irse a la cama para que el cuerpo tenga suficiente tiempo de digerir la comida antes de entrar en modalidad de descanso. Y funciona igual incluso en los días de festín.

En el capítulo 8 ahondaré a detalle en cómo se superponen los beneficios de la dieta cetogénica cíclica al incorporar la alimentación con restricción de tiempo y el ayuno parcial. Con esto se construye la que, desde mi punto de vista, es la mejor estrategia alimenticia para casi cualquier persona.

No olvides que si deseas saber más sobre cómo y por qué entrar en estado de cetosis, puedes consultar mi libro *Contra el cáncer* y, si deseas probar casi 100 recetas cetogénicas deliciosas, échale un vistazo al libro *Fat for Fuel Ketogenic Cookbook* que escribí en colaboración con el chef especialista en salud Pete Evans.

RESUMEN

- La dieta cetogénica es un plan de alimentación alto en grasas y bajo en carbohidratos cuyo objetivo es detonar la capacidad corporal de quemar grasas como combustible, lo cual se mide según el aumento en el nivel de cetonas.
- Las cetonas son grasas hidrosolubles que produce el hígado y que te dan energía después de agotar las reservas de glicógeno (la forma en que se almacena la glucosa en el cuerpo).
- La flexibilidad metabólica es la capacidad de hacer con facilidad la transición entre usar glucosa y usar grasa como combustible; la mayoría de la gente perdió su flexibilidad metabólica hace décadas por la prevalencia de dietas altas en carbohidratos y porque rara vez pasa más de unas cuantas horas sin comer mientras está despierta.
- La dieta cetogénica es una dieta baja en carbohidratos, alta en grasas y con cantidades adecuadas de proteína que fomenta que el cuerpo entre en estado de cetosis.
- Permanecer en estado de cetosis constante durante periodos de tiempo prolongados puede ser muy contraproducente a largo plazo y tiende a derivar en una pérdida de muchos de sus beneficios iniciales; para remediarlo, recomiendo agregar uno o dos días en los que se consuman más carbohidratos y proteína para crear lo que llamo cetosis cíclica una vez que se ha recuperado la flexibilidad metabólica.
- Los "días de festín" de la dieta cetogénica cíclica en los que se consumen más carbohidratos y proteínas traen consigo una cascada de beneficios que no se pueden cosechar si se sigue una

dieta cetogénica continua sin días de descanso, pues estos días de festín le permiten al cuerpo reconstruirse.

- En días de festín incrementa la ingesta de carbohidratos saludables de entre 20 y 50 gramos a entre 120 y 150 gramos, duplica la ingesta de proteína y reduce la de grasas (para que no termines consumiendo demasiadas calorías).

Capítulo 8

Cómo ketoayunar

Ahora que sabes por qué es importante restablecer la flexibilidad metabólica y empezar a realizar ayuno parcial de forma regular, lo único que hace falta son las especificidades sobre cómo hacerlo.

Antes de entrar en materia, considero importante recordarte que debes prestar atención a las respuestas de tu cuerpo conforme implementes cada paso y que sólo pases al siguiente cuando sientas que te has ajustado. Si cuando empieces este proceso tu salud en general es buena, es probable que puedas avanzar con cierta rapidez. No obstante, si tienes ciertos problemas de salud, como sobrepeso o resistencia a la insulina —que 80% de la población estadounidense padece—, querrás tomarte tu tiempo para ir dando cada paso según tu tolerancia y capacidad.

Si tomas algún medicamento, también será recomendable que le pidas a tu especialista que monitoree las dosis que te receta durante este proceso. Ketoayunar te ayudará a dejar de tomar medicamentos para la hipertensión o la hipercolesterolemia, pero necesitarás supervisión médica especializada durante el proceso para evitar cualquier complicación.

Al final de este capítulo encontrarás una guía de referencia rápida llamada "Cómo ketoayunar", que facilitará la puesta en práctica de lo que has aprendido.

Antes de empezar: reduce al mínimo la exposición a sustancias tóxicas

Aunque el ketoayuno es una herramienta poderosa que te ayudará a eliminar las toxinas a las que te has expuesto, en realidad es el último paso de un programa integral para disminuir la exposición a toxinas. Claro que puedes ketoayunar sin implementar los pasos aquí descritos y aun así beneficiarte de ello; no obstante, si los pones en práctica, sacarás el máximo provecho de tu tiempo y esfuerzo.

El primer paso que puedes dar para favorecer los procesos de desintoxicación del cuerpo y prevenir ciertos efectos secundarios es limitar de forma sustancial tu carga de toxinas evitando tantas toxinas como sea posible. Restringe el uso de sustancias químicas para la limpieza del hogar y el cuidado personal, incluyendo cosméticos, los cuales suelen estar repletos de sustancias químicas artificiales.

También es importante beber agua natural y filtrada, y evitar las botellas de plástico que pueden desprender interruptores endócrinos como BPA y ftalatos. Asimismo, evita tomar bebidas calientes en tazas de unicel.

Otras fuentes de toxinas que se suelen pasar por alto incluyen las amalgamas dentales de mercurio (plateadas), los viajes en avión, las velas aromáticas y las emisiones vehiculares. Si deseas saber más al respecto, visita el sitio web del Grupo de Trabajo Ambiental (www.ewg.org, en inglés), el cual contiene varias guías para elegir productos no tóxicos.

Las infecciones intestinales como el sobrecrecimiento bacteriano del intestino delgado (SIBO) también puede contribuir a la liberación de toxinas infecciosas como lipopolisacáridos. Esto se puede resolver con ajustes alimenticios específicos (lo que se conoce como dieta baja en FODMAP), los cuales eliminan las fibras prebióticas benéficas que pueden estar alimentando a dichos organismos. Esta dieta restrictiva sólo se realiza hasta que se resuelve el problema del SIBO, y después de eso se puede proceder a opciones dietéticas más amplias, como las ofrecidas en *Contra el cáncer* y *El poder del ketoayuno*.

El siguiente paso es enmendar las vías bioquímicas nutricionales y las deficiencias nutricionales personales, y la mejor forma de empezar es encontrar un especialista calificado con experiencia haciendo perfiles de ácidos orgánicos en orina. Esta prueba mide los ácidos orgánicos que se excretan en la orina y puede resaltar qué tan bien funcionan mecanismos de desintoxicación como el hígado o el proceso de metilación. También puede predecir la presencia de SIBO, describir qué tan bien está quemando grasas el cuerpo y señalar deficiencias nutricionales (como, por ejemplo, deficiencia de vitamina B_{12}). Este perfil también permite revelar defectos genéticos que podrían estarte afectando y entorpeciendo el funcionamiento de tus mitocondrias.

Para ello, mi laboratorio favorito es Great Plains, el cual ofrece una prueba casera que sólo requiere que envíes una muestra de orina, aunque necesitas que un médico autorice la solicitud de envío del kit de muestra. El especialista al que yo recurro para examinar los resultados de este perfil es el naturópata Bob Miller, con quien se pueden hacer consultas telefónicas (https://www.tolhealth.com).

También es fundamental que tu digestión sea regular y estés defecando a diario antes de iniciar el ketoayuno, ya que si tienes estreñimiento no podrás expulsar de forma eficaz las toxinas por medio de las heces y es posible que las absorbas de nuevo. Es probable que la implementación de las etapas iniciales de la dieta cetogénica cíclica ayude a poner tus intestinos en marcha otra vez.

Empieza sólo comiendo alimentos orgánicos

La mejor manera de disminuir de forma sustancial la exposición a toxinas es elegir alimentos que no hayan sido cultivados con pesticidas venenosos —es decir, comiendo frutas y verduras orgánicas siempre que sea posible— y sólo productos de origen animal (carne y lácteos) orgánicos, ya que estos últimos tienden a concentrar más toxinas que las verduras.

Quizá te parezca que la comida orgánica es demasiado costosa; sin embargo, si calculas el costo a largo plazo de elegir alimentos con residuos de pesticidas dañinos, creo que estarás de acuerdo conmigo en que el precio elevado de los alimentos orgánicos vale la pena.

¿La comida orgánica es más sana y por ende vale el costo adicional? Si "más sana" significa ausencia de contaminación por herbicidas y pesticidas y mayor contenido nutricional, entonces la respuesta es "por supuesto que sí". Un metaanálisis[1] publicado en 2012 por un grupo de investigación de la Universidad de Stanford examinó 240 estudios que comparaban alimentos orgánicos y de cultivo/crianza convencional, y confirmó que era entre 23 y 37% menos probable que los alimentos orgánicos contuvieran residuos detectables de pesticidas. Asimismo, el pollo orgánico tenía 45% menos probabilidades de contener bacterias resistentes a antibióticos.

A raíz de esta publicación, un grupo de investigación de la Universidad de Newcastle, en Reino Unido, evaluó un número aún mayor de estudios (343 en total) publicados a lo largo de varias décadas. Al igual que el estudio de Stanford, este análisis de seguimiento,[2] publicado en 2014, observó que aunque las verduras orgánicas y las convencionales suelen tener niveles similares de nutrientes, las frutas y verduras orgánicas tenían entre 18 y 69% más antioxidantes que las variedades convencionales.

Además, la frecuencia con la que aparecieron residuos de pesticidas fue cuatro veces mayor en los alimentos convencionales. Las frutas y verduras convencionales también tenían en promedio niveles 48% mayores de cadmio, un metal tóxico y carcinógeno.[3]

Hay muchos otros estudios que sustentan la aseveración de que las frutas y verduras orgánicas contienen niveles mayores de nutrientes en general. Por ejemplo, un estudio[4] financiado en parte por el Departamento de Agricultura de Estados Unidos (USDA) observó que las fresas orgánicas tenían mayor densidad de nutrientes que las fresas de cultivo convencional. Curiosamente, un estudio reciente demostró que las fresas tienen niveles elevados de un polifenol llamado fisetina, el cual es útil para eliminar células senescentes del cuerpo.[5] Las células senescentes son aquellas que han dejado de reproducirse ya sea por vejez o por daño oxidativo, y tienden a acumularse en la maquinaria metabólica. Hay muchas investigaciones recientes y emocionantes acerca de la longevidad que demuestran que eliminar las células senescentes ayuda a extender la esperanza de vida.

En lo que respecta a consumir alimentos orgánicos, esto también incluye los lácteos y la carne. Dos estudios de 2016, uno sobre las diferencias en cuanto a composición entre carne orgánica y de crianza convencional,[6] y otro sobre lácteos,[7] observaron diferencias claras entre ambas variedades; en primera instancia, la leche y la carne orgánicas tenían muchos más ácidos grasos omega-3 y menos ácidos grasos omega-6 que sus contrapartes convencionales. En uno de los estudios más grandes de esta índole, el grupo de investigación responsable analizó 197 estudios sobre lácteos y 67 sobre carnes.

Las investigaciones también han hallado que los auténticos huevos orgánicos de pastoreo contienen dos tercios más de vitamina A, el doble de omega-3 y tres veces más vitamina E, así como siete veces más betacaroteno que los huevos convencionales.[8]

Optar por versiones orgánicas es igualmente importante para la salud y para el medio ambiente. Muchos pesticidas se biodegradan muy despacio, si acaso, y permanecen en el ambiente durante muchos años. Por si fuera poco, algunas sustancias químicas que se usan para tratar los cultivos, como la pendimetalina, pueden permanecer en el aire durante semanas, lo que prácticamente garantiza que los residuos del pesticida contaminen el entorno y los campos aledaños. Dependiendo del viento cuando se rocía el pesticida, estas sustancias pueden viajar largas distancias y contaminar campos orgánicos en donde no es legal usarlas. Es como el humo de segunda mano: si alguien que no fuma se sienta junto a alguien que enciende un cigarrillo, la primera persona terminará inhalando las toxinas del humo, aunque haya tomado la decisión de llevar una vida saludable.

Para saber qué frutas y verduras de cultivo convencional contienen la mayor carga tóxica en cuanto a pesticidas, el Grupo de Trabajo Ambiental (EWG por sus siglas en inglés)[9] ofrece una lista de las más dañinas, denominada "docena sucia". Éstos son los alimentos que es más importante comprar en versión orgánica. Cada año actualizan la lista, así que en su página web encontrarás la edición más reciente. Las de la lista de 2018 son:

1. Fresas
2. Espinaca
3. Nectarinas
4. Manzanas
5. Uvas
6. Duraznos
7. Cerezas
8. Peras
9. Tomates
10. Apio
11. Papas
12. Pimientos

El EWG también hace una lista de los alimentos de origen vegetal de cultivo convencional que considera más seguros, pues son los que suelen tener la menor cantidad de residuos de pesticidas. Esta lista se conoce como la "quincena limpia":

1. Aguacates
2. Maíz amarillo
3. Piña
4. Col
5. Cebolla
6. Guisantes congelados
7. Papaya
8. Espárragos

9. Mango
10. Berenjena
11. Melón verde
12. Kiwi
13. Melón
14. Coliflor
15. Brócoli

Si en donde vives es imposible conseguir alimentos orgánicos, una forma de disminuir lo más posible los efectos dañinos de la alimentación con frutas y verduras de cultivo convencional es pelarlas tanto como se pueda; es el caso del camote y las manzanas. Sin embargo, no es una opción ideal porque las cáscaras de las manzanas suelen contener muchos fitoquímicos importantes y benéficos, y quizá son mejores para la salud que la fruta en sí. Por ende, busca alternativas orgánicas y cómete la cáscara para obtener todos sus beneficios.

A menos de que encuentres restaurantes orgánicos, es preferible que limites la cantidad de salidas a comer para evitar consumir frutas y verduras, lácteos y carnes convencionales. En términos generales, la única forma de garantizar la calidad y el valor nutricional de tus alimentos es comprándolos y preparándolos en casa.

Así como es fundamental consumir alimentos orgánicos siempre que sea posible, es todavía más importante comerlos en los días de ayuno parcial, cuando tu cuerpo estará en modalidad de quema de grasas y sólo comerás entre 300 y 600 calorías, pues son los días en los que estarás más expuesto a las toxinas que se liberen de las células adiposas.

Ketoayuno paso a paso

Paso uno: deja de comer tres horas antes de irte a dormir

Discutí esto a profundidad en el capítulo 1, pero vale la pena reiterarlo: no olvides dejar de comer y de beber cualquier líquido que no sea agua durante las tres horas previas a irte a dormir. Esto le permitirá al cuerpo tener suficiente tiempo para digerir los alimentos antes de dormir, disminuye el daño oxidativo, optimiza la función mitocondrial y dedica más energía a la desintoxicación y la reparación mientras duermes.

Paso dos: reduce la ventana de alimentación imponiendo restricciones de horario

Una vez que te hayas ajustado y te sientas bien sin comer durante las tres horas previas a irte a dormir, empieza a reducir la ventana de alimentación hasta que ayunes entre 16 y 18 horas al día y sólo comas en un periodo de tiempo de entre 6 y 8 horas; por ejemplo, puedes comer únicamente entre las 11 a. m. y las 7 p. m. (si la ventana es de 8 horas) o entre el mediodía y las 6 p. m. (si la ventana es de 6 horas).

Incluso si no cambias los alimentos que consumes durante la ventana de alimentación, prolongar la cantidad de horas que pasas sin comer le ayuda al cuerpo a volverse más flexible a nivel metabólico y le da más tiempo para desintoxicarse y repararse que cuando comes a cualquier hora del día.

Puede tomar entre una semana y uno o dos meses llegar al punto en el que te sientas cómodo con que pasen hasta 18 horas entre la última comida de un día y la primera del siguiente. No olvides que ocho de esas horas las pasarás durmiendo, y tres de esas horas transcurrirán antes de irte a dormir. Para las 7 a. m. ya tendrás 12 horas de ayuno a cuestas, así que no necesitarás más que retrasar tu primera comida del día hasta las 11 a. m. si quieres hacer un ayuno de 16 horas o hasta la 1 p. m. si quieres que sea de 18 horas.

Paso tres: haz la transición a la dieta cetogénica cíclica

Para que el ketoayuno funcione, el cuerpo necesita recuperar la capacidad de quemar grasas como principal combustible. Si necesitas una guía específica de cómo lograrlo, consulta el capítulo 7 de este libro, así como mi libro anterior, *Contra el cáncer*. En términos generales, hay que disminuir la cantidad de carbohidratos netos y reemplazarlos con grasas saludables.

Asegúrate de comer suficientes alimentos con gran densidad de nutrientes como parte de la dieta cetogénica. Un principio básico es evitar los alimentos procesados y empacados, y cambiarlos por alimentos orgánicos auténticos. Esto puede implicar que compres alimentos que cuesten más y también que te tomará más tiempo prepararlos que el que tardabas en servir alimentos procesados, pero la ventaja es que te permitirá estar sano y disminuirá de forma sustancial la cantidad de veces que necesites ir al médico o al hospital.

Para tener certeza de que has recuperado la capacidad de quemar grasas como combustible, deberás monitorear tus niveles de cetonas. Para ello, necesitarás un tipo de dispositivo, como los que se describen a continuación.

Dispositivos y accesorios para monitorear cetonas

Hay tres formas de medir la producción de cetonas en el cuerpo:

- **Análisis de sangre.** Una forma sencilla y fácil de saber si estás en estado de cetosis nutricional es medir los niveles de ácido betahidroxibutírico (BHT, un tipo de cetona) en la sangre. Sabrás que estás en estado de cetosis si estos niveles están entre 0.5 y 3.0 mmol/L.

  Mi medidor favorito de cetonas en sangre y el que uso en casa es Keto-Mojo. El principal beneficio que tiene es que las tiras medidoras de Mojo cuestan apenas un dólar cada una, que es una fracción de lo que cuestan las de otras marcas. Otras opciones que he visto cuestan entre 4 y 6 dólares *por tira*.

- **Alcoholímetro.** Estos dispositivos miden la cantidad de acetona en el aliento. La acetona es la sustancia en la que el BHB se descompone y es indicativa de la cantidad de BHB en la sangre. Si soplas en la boquilla del medidor entre 20 y 30 segundos, se encenderá uno de tres distintos colores cierto número de veces para indicar el nivel de cetosis. Ketonix.com vende una versión por 150 dólares, y la gran ventaja que tiene es que no hay que pagar por las tiras reactivas ni hay sangre de por medio.

- **Prueba de orina.** Durante muchas décadas el uso de tiras reactivas para medir la presencia de ácido acetoacético (otro tipo de cetona) en la orina ha sido la forma más común de medir la cetosis. La parte reactiva al final de la tira conserva su color beige si no hay cetonas presentes, se vuelve rosa si hay unas cuantas y púrpura si hay bastantes.

  No obstante, dado que sólo detectan el ácido acetoacético y no el BHB, que es el combustible preferido de la mayoría de las células, las pruebas de orina ofrecen un panorama muy limitado con respecto a la capacidad del cuerpo para quemar grasas. Por otro lado, son poco costosas, bastante convenientes y no requieren que te perfores el dedo con una lanceta. Puedes usarlas si sólo quieres saber si tu cuerpo está produciendo cetonas en general (cualquier tonalidad de rosa indica un resultado positivo).

Cuándo monitorear las cetonas

Aunque es útil saber en qué momento tu cuerpo empieza a producir cetonas, no es indispensable medirlas de forma regular ni continua. Es fácil obsesionarse con la medición de niveles, pero creo que es más importante que te concentres en comer alimentos de alta calidad y en fomentar la capacidad de desintoxicación del cuerpo.

Sin embargo, si cambias el tipo de alimentación o inicias un ayuno parcial, es recomendable averiguar si el hígado sigue produciendo cetonas o si te has saboteado de alguna forma. Para saber cuándo vale la pena el costo de medir tus niveles de cetonas, puedes basarte en los siguientes lineamientos:

- **Para determinar tu umbral de carbohidratos.** Para tener una idea clara de cuántos carbohidratos puedes comer sin dejar de producir una cantidad sustancial de cetonas, querrás limitarte a una cantidad específica de carbohidratos durante dos o tres días —digamos, entre 30 y 40 gramos— y luego medir los niveles de cetonas cada uno de esos días para obtener un promedio.

  Después elige un umbral de carbohidratos diferente —digamos 40 gramos— durante dos o tres días, y haz la prueba de nuevo. La retroalimentación que obtengas te ayudará a personalizar el ketoayuno según las características de tu cuerpo. Esta personalización es un componente esencial del programa. Toma en cuenta que el umbral de carbohidratos es dinámico y eso hace que sea necesario realizar esta prueba de forma periódica para adaptar la ingesta de carbohidratos a las necesidades cambiantes del cuerpo.

- **Cuando haces cambios sustanciales al tipo de alimentos que comes.** Una vez que eres capaz de quemar grasas y te has mantenido así varias semanas o hasta un mes, en realidad sólo es necesario medir los niveles de cetonas cuando hagas cambios a la dieta; por ejemplo, si pasas por una situación estresante, si haces algún cambio en tu rutina o haces un viaje largo. En ese tipo de circunstancias querrás asegurarte de seguir quemando grasa como combustible.

  Haz la prueba una vez al día hasta tener certeza de que tus niveles de cetonas han vuelto al rango anterior. La meta es recuperar la flexibilidad metabólica que tenías cuando eras un niño o una niña saludable. Para los niños es muy fácil entrar en estado de cetosis, aunque consuman grandes cantidades de carbohidratos netos. Pero cuando llegamos a la edad adulta, es probable que llevemos décadas con una dieta alta en carbohidratos y que el cuerpo haya perdido la capacidad de hacer la transición a quema de grasas con facilidad. Al adoptar el ketoayuno, podrás recobrar esta flexibilidad metabólica.

- **Como una forma de monitorear el progreso a largo plazo.** Lo ideal es medir los niveles de cetonas una o dos veces por semana en el largo plazo, y elegir distintos momentos del día para obtener la retroalimentación y la motivación necesarias para seguir adelante.

- **Cuando recién adoptas una dieta cetogénica.** En realidad sólo es necesario monitorear las cetonas de cerca cuando recién emprendes el camino del ketoayuno, ya que hacerlo te brinda una retroalimentación importante en dos ámbitos: en primer lugar, te ayuda a determinar si has logrado con éxito hacer la transición a quema de grasas; en segundo, te ayuda a afinar tu límite personal sobre cuántos carbohidratos y de qué tipo puedes comer sin salir del estado de quema de grasas. Quizá sea indispensable hacerle varios ajustes a la dieta para que tus niveles de cetonas se mantengan en el rango de 0.5 a 3.0 mmol/L, por lo que monitorear los niveles de cetonas te puede permitir obtener datos cuantificables esenciales para evaluar qué tanto está funcionando lo que estás haciendo.

Suministros necesarios para esta fase

Además del dispositivo para medir las cetonas (y sus tiras reactivas, de ser necesario), también te convendría armarte con unos cuantos instrumentos más que te ayuden a implementar el programa del ketoayuno con precisión y de forma controlada.

- **Lancetas y portalancetas.** Si optas por un dispositivo para medir cetonas en sangre, también necesitarás lancetas y un sujetador de lancetas para poder extraer la muestra de sangre. Las lancetas tienen un costo aproximado de cinco dólares por una caja de 100, y los portalancetas cuestan menos de 10 dólares. No hay mucha diferencia entre marcas, así que compra la que te resulte conveniente.

- **Báscula digital de alimentos.** Más adelante ahondaré en ello, pero parte integral del ketoayuno es usar una herramienta que te permita medir las cantidades que ingieres. Para ello, lo más recomendable es usar medidas de peso (en gramos), sobre todo para pequeñas cantidades. El error más común que la gente suele cometer es calcular a simple vista lo que come y registrar esas suposiciones en su diario de comida.

Por ejemplo, en lugar de dar por sentado que una cucharada de semillas pesa 15 gramos, deberás pesarlas en la báscula. Yo fui el primero en cometer este error cuando recién me embarqué en el ketoayuno. Cuando me di cuenta de que las medidas eran imprecisas y empecé a pesar las semillas en lugar de sólo hacer un cálculo estimado, descubrí que una cucharada de *psyllium* pesa apenas cuatro gramos, mientras que una cucharada de trocitos de cacao pesa 11 gramos, casi tres veces lo que el *psyllium*.

Por ende, si no tienes una báscula digital de cocina, sugiero que compres una cuanto antes. Algunas cuestan poco menos de veinte dólares. Asegúrate de que la báscula que elijas pese desde unos cuantos gramos hasta varios kilos. Por lo regular pueden medir con precisión desde un gramo. Si requieres algo más preciso, es posible conseguir básculas que miden desde 0.1 gramos por el mismo costo. Sólo asegúrate de que también sirvan para pesar cantidades grandes.

Todas las básculas digitales tienen la función de tarar. Cuando colocas un contenedor sobre la báscula y presionas el botón de tarar, la medición vuelve a cero; de ese modo, sólo mides el peso del alimento y no del plato o contenedor. Después, coloca el alimento que necesites pesar en el contenedor o plato, y registra ese peso en gramos en cronometer.com/mercola (la herramienta electrónica que recomiendo para llevar registro de tus alimentos, la cual te dará una retroalimentación invaluable sobre lo bien que estás alimentando a tu cuerpo; en la siguiente sección daré más detalles al respecto).

- **Cucharas medidoras.** Querrás tener uno o dos juegos de cucharas medidoras de acero inoxidable para medir con precisión los alimentos que luego pesarás en la báscula digital.

Lleva registro de lo que ingieres en cronometer.com/mercola

Desde mi punto de vista, si en verdad aspiras a implementar con éxito este programa, es esencial que uses Cronometer, una herramienta electrónica para llevar registro de los nutrientes que consumes. Sin una herramienta analítica precisa para llevar la cuenta de tus alimentos, será casi imposible evaluar y afinar tu programa. Andar a ciegas impedirá que entiendas a cabalidad qué es lo que estás llevándote a la boca, ya sea en términos de calorías o de nutrientes.

Lo más importante es que, si no usas esta herramienta, no podrás determinar qué proporción de macronutrientes es la ideal para ti; no sabrás, por ejemplo, cuántos gramos de proteína te permiten mantenerte en la zona de quema de grasas si no sabes cuántos gramos de proteína consumes.

Ingresar lo que comes en Cronometer te permitirá llevar un registro preciso de todo lo que comas y bebas. Luego puedes combinar esta información nutrimental con los datos biométricos que recolectes —como peso corporal y niveles de cetonas—, de modo que conozcas mejor cómo lo que decides comer afecta tu bioquímica y tu metabolismo.

Cronometer.com/mercola es un servicio electrónico gratuito que brinda cuatro grandes ventajas:

- **Precisión de los datos.** Cronometer se ha comprometido a usar únicamente datos de alta calidad sobre macro y micronutrientes obtenidos de la base de datos nutricionales estadounidense de la USDA y de la Nutrition Coordinating Center Food and Nutrient Database.

Es indispensable hacer una acotación aquí: Cronometer ha agregado productos alimenticios comerciales a su base de datos, pero estas entradas se limitan a los detalles nutricionales descritos en la etiqueta, los cuales no incluyen muchos de los micronutrientes que influyen en nuestro estado de salud.

Por ejemplo, las nueces de Brasil son una excelente fuente de selenio. Sin embargo, si capturas "nueces de Brasil marca Trader Joe's" no sabrás cuánto selenio estás ingiriendo puesto que esa información no forma parte de la información nutricional descrita en la etiqueta. Es preferible que captures el nombre genérico "nueces de Brasil" y te bases en la información provista por la USDA, la cual incluye todos los nutrientes conocidos de las nueces de Brasil. Lo mismo ocurre con el escáner de códigos de barras de la app para celular; estos artículos sólo contienen los datos nutricionales básicos. Por lo tanto, aunque sea conveniente registrar los alimentos con código de barras, sólo recomiendo hacerlo si no encuentras un alimento equivalente tomado de fuentes de información de mejor calidad. Todos los artículos de la base de datos contienen información sobre macronutrientes, de modo que puedes saber a simple vista cuántos gramos de carbohidratos, proteínas y grasas estás consumiendo.

- **Interfaz gráfica elegante y fácil de usar.** El verdadero poder de este programa proviene de las gráficas detalladas que te muestran exactamente qué tan cerca estás de cumplir tus metas nutricionales personalizadas a nivel de aminoácidos, vitaminas y minerales específicos.

Puedes pedirle a Cronometer que establezca una meta de macronutrientes dinámica que se ajuste al ketoayuno si eliges la opción *High Fat/Ketogenic* (alta en grasas/cetogénica) en la ventana que se abre cuando das clic en *Calories Summary* (desglose de calorías). Al hacerlo, verás una barra de color en el centro del tablero que despliega a simple vista tanto los gramos como el porcentaje de cada macronutriente consumido durante el día.

Muchos de los parámetros desplegados en el tablero también te permiten conocer más detalles si pasas el cursor por encima de ellos. Por ejemplo, puedes pasar el cursor por encima de la barra de *Fat* (grasas), y eso te mostrará el porcentaje exacto de grasas monoinsaturadas, poliinsaturadas y saturadas que has ingerido. O puedes pasar el cursor por encima de otro parámetro (como carbohidratos o fibra) y verás los 10 alimentos principales en esa categoría para que no tengas que basar tu ingesta en meras suposiciones. Es una forma conveniente y rápida de identificar los alimentos que contribuyen a la suma total de carbohidratos no fibrosos y proteínas del día.

- **Permite llevar un registro visual del progreso.** A través de una herramienta llamada Snapshots, puedes cargar fotografías tuyas para evaluar niveles de grasa corporal en distintos momentos del ketoayuno y así monitorear cómo va cambiando tu apariencia.

Cómo usar Cronometer durante la cetosis cíclica

Para empezar, debes ingresar cada alimento que comas por separado, medido en gramos. Es importante medirlos con la báscula digital de cocina, como mencioné antes, y no basarse en estimaciones. Recuerda que la precisión del análisis dependerá de la calidad de los datos que ingreses.

Más adelante, cuando tengas ciertos alimentos favoritos, puedes seleccionarlos como parte de tus recetas personales. También puedes ingresar tus recetas personales favoritas o tomadas de internet o de libros de cocina cetogénica. Esto facilita y acelera el registro de la ingesta diaria.

Sugiero que cada mañana captures todos los alimentos que planees comer durante el día y uses esa lista como punto de referencia. Eso te permite ver el análisis del día por adelantado, *antes* de comer. También te da la flexibilidad de agregar o eliminar alimentos, o cambiar tamaños de porciones para aproximarte mejor a tus metas. Esto es mucho mejor que capturar la información *a posteriori*, pues entonces habrás perdido la oportunidad de tomar decisiones distintas que te hubieran acercado más a tu objetivo.

En este sentido, vale la pena resaltar lo evidente: debes ingresar *absolutamente todos* los alimentos y las bebidas que te lleves a la boca, incluso si te arrepientes de haberlo hecho. Si el registro no es preciso o no está completo, la información capturada deja de ser confiable y digna de interpretación. Recuerda que la única persona a la que dañas si no llevas un registro adecuado es a ti.

Porcentaje de grasa corporal

La cantidad de grasa corporal que llevas a cuestas es un parámetro muy puntual de tu salud metabólica actual. Conocer la cifra exacta te permite calcular también tu masa corporal magra, la cual consiste básicamente de todas las partes del cuerpo que no son grasa. Saber cuál es tu masa corporal magra te ayudará a calcular con precisión cuánta proteína debes comer a diario, así como cuántas calorías debes consumir los días de ketoayuno.

Una vez que determines tu porcentaje de grasa corporal, réstale esa cifra a 100 para determinar el porcentaje de masa corporal magra. Después de eso, multiplica ese porcentaje por tu peso actual para obtener la cantidad total de masa corporal magra. Por ejemplo, digamos que usas uno o más métodos de los que enumero a continuación y descubres que tienes 30% de grasa corporal. Eso significa que tienes 70% de tejido corporal magro. Por ende, parte de ese 70% de peso corporal total (multiplícalo por 0.7) para obtener tu masa corporal magra. Por último, multiplica tu masa corporal magra (en kilos) por 1.1 para determinar cuántos gramos de proteína necesitas comer a diario para preservar la masa muscular. Si sueles comer más proteína que esa, tu cuerpo tenderá a convertir el excedente en glucosa, lo que significa que comer demasiada proteína puede frenar la cetosis y contribuir a la acumulación de grasa en el cuerpo.

Hay varias formas de determinar cuánta grasa corporal tienes, y cada una tiene sus ventajas y desventajas. Las he ordenado en una lista según el costo, la complejidad y la precisión, de menor a mayor:

- **Aproximación fotográfica.** La forma más sencilla y menos costosa de calcular tu porcentaje de grasa corporal es tomarte una foto en ropa interior y compararla con fotos de personas con distintos porcentajes de grasa corporal. En cronometer.com/mercola encontrarás fotografías de referencia, o puedes buscar en internet "porcentaje de grasa corporal" y dar clic en la pestaña de "Imágenes" de la lista de resultados. Definitivamente no es el método más preciso, pero permite hacer un estimado bastante general de dónde te encuentras y cómo te verías en la siguiente fase de salud personal.
- **Calibradores de grasa corporal.** Este método análogo consiste en usar un dispositivo manual, económico y ligero llamado calibrador de grasa corporal que mide el grosor de los pliegues de la piel y de la grasa debajo de ella. Un médico o entrenador personal capacitado puede ayudarte a tomar las medidas, a menos de que tengas la flexibilidad física para hacerlo solo. Hay calibradores de entre dos y 200 dólares. Parecen un pequeño par de pinzas y son capaces de medir hasta milímetros. Puedes conseguirlos con facilidad en Amazon, y vienen con instrucciones detalladas y fórmulas que te permitirán calcular tu porcentaje de grasa corporal.

    Aunque siempre exista cierto margen de error, los calibradores de grasa corporal son uno de los mecanismos más precisos e históricamente comprobados para la medición de ésta. Para que los resultados sean genuinamente útiles, es preferible que alguien te ayude, sobre todo si eres mujer, pues necesitarás medir el pliegue en la parte trasera del brazo, que es una zona difícil de alcanzar. Lo ideal es que sea siempre la misma persona quien te ayude a tomar las medidas. Después de eso, deberás hacer unos cálculos sencillos por tu cuenta o con ayuda de una calculadora especializada en internet para traducir las medidas en el porcentaje de grasa corporal.

- **Báscula digital con lectura de grasa corporal.** Este proceso es sencillo: basta con pararse en una báscula que mida la grasa corporal que se puede conseguir en internet y cuyo costo parte de los 25 dólares en adelante. Estas básculas hacen un análisis de impedancia bioeléctrica (BIA), el cual consiste en enviar una señal eléctrica por el cuerpo que pasa con facilidad a través de la masa corporal magra —hasta 75% de la cual es agua, que es un buen conductor de la electricidad—, pero que se ve impedida por el tejido adiposo, el cual contiene poca agua. Esta medición, junto con otros factores —como edad, peso, altura y sexo, los cuales debes registrar en el dispositivo— se usa para calcular el porcentaje de grasa corporal, masa corporal magra y otras medidas de composición corporal.

Aunque es una forma conveniente de medir la grasa corporal, existe la duda de si es lo suficientemente precisa en estado de cetosis nutricional porque la transición a la quema de grasas tiene un efecto diurético. Esto se debe a que cada molécula de glicógeno se almacena junto con 3 o 4 gramos de agua, por lo que, cuando agotas el glicógeno antes de empezar a quemar grasas, también pierdes peso en agua y eso puede afectar la precisión del BIA.

Aunque el valor absoluto sea un poco inexacto, las básculas de impedancia bioeléctrica son bastante precisas y, por lo regular, dan resultados consistentes. Aunque la cifra en sí no sea la correcta, medirá con precisión la variabilidad diaria de la grasa corporal, la cual es una estrategia de monitoreo más confiable que la mera medición del peso corporal.

- **Densitometría DEXA (Absorciometría con rayos X de doble energía).** La densitometría DEXA es un estudio de rayos X que provee una lectura detallada de grasa corporal, masa magra y masa ósea total y regional; quizá estés familiarizado con ella, sobre todo si eres mujer, pues se usa con frecuencia para evaluar la densidad ósea. Aunque se considera que también permite hacer una lectura bastante precisa de las cifras de grasa corporal, el doctor Jason Fung ha observado que la medición de masa corporal magra que hace está errada. El uso de rayos X implica que la densitometría DEXA sea uno de los métodos más costosos, además de ser fuente de exposición a radiación, aunque sea a niveles muy bajos. Es probable que tengas que investigar dónde tienen la tecnología para realizarla —muchos hospitales, universidades con centros de fisioterapia y centros de salud tienen el equipo—, y tendrás que pagar entre 50 y 150 dólares por el estudio. Toma en cuenta que, para que esta densitometría te resulte útil de verdad, tendrás que volverla a hacer unos cuantos meses después para averiguar cómo ha cambiado tu composición corporal. (Cuando hagas la cita para la prueba, debes aclarar que te realizarás el estudio para conocer tus índices de masa corporal magra, no de densidad ósea.)

Lineamientos generales de porcentaje de grasa corporal del Consejo Estadounidense de Ejercicio

Clasificación	Mujeres (% de grasa)	Hombres (% de grasa)
Grasa esencial	10-13%	2-5%
Atletas	14-20%	6-13%
Personas en forma	21-24%	14-17%
Aceptable	25-31%	18-24%
Obesidad	32% en adelante	25% en adelante

Tres sustitutos de azúcar seguros

1. **Lo han (lo han kuo) o fruta del monje.** Es mi endulzante natural favorito por mucho. Es similar al stevia, pero un poco más costoso, aunque también tiene mucho mejor sabor. En lo personal, me gusta la marca Lakanto de vainilla, la cual se consigue en internet. En China, la fruta lo han se ha usado como endulzante desde hace siglos, y es 200 veces más dulce que el azúcar. Según la FDA, desde 2009 forma parte de la clasificación de sustancias que suelen considerarse seguras.

2. **Stevia.** Es una hierba sumamente dulce, proveniente de la planta sudamericana stevia. Se vende en forma de líquido y en polvo, y en su forma natural es completamente segura. Se puede usar para endulzar la mayoría de los platillos y bebidas, aunque hay que tener cuidado al usarla porque es tan dulce que es fácil excederse. Toma en cuenta que no se puede afirmar lo mismo de algunas marcas que sólo usan ciertos ingredientes activos de la stevia y no la planta completa. Por lo regular, es el efecto *sinérgico* de todos los agentes de la planta lo que brinda beneficios a la salud, entre ellos una protección inherente contra efectos potencialmente dañinos.

3. **Alcoholes de azúcar.** Son los que terminan en "-ol", como eritritol, xilitol, sorbitol, maltitol, manitol y glicerol. No son tan dulces como el azúcar y tienen menor contenido calórico, pero éste no es nulo.

Paso cuatro: agrega entre uno y dos días de "festín" a la semana

A pesar de lo benéfico que es recuperar la flexibilidad metabólica y empezar a quemar grasas, una vez que empieces a producir más de 0.5 mmol/L de cetonas deberás incorporar la parte cíclica de la dieta e incrementar tu ingesta de carbohidratos netos una o dos veces por semana. Esos días podrás comer entre 100 y 150 gramos de carbohidratos netos, en comparación con los entre 20 y 50 que estarás comiendo durante los días cetogénicos.

No es conveniente realizar dieta cetogénica de forma permanente. Una de las principales desventajas es que los carbohidratos con alto contenido de carbohidratos, como verduras y frutas con grandes cantidades de almidones resistentes (fibra), son una fuente de alimento importante para las bacterias intestinales benéficas, y privarte de ellos durante mucho tiempo tendría un impacto negativo en el microbioma a largo plazo.

Paso cinco: incorpora un día de ketoayuno a la semana

Recuerda que no empezarás a ketoayunar hasta que hayas activado el interruptor metabólico para hacer la transición a quemar grasas como combustible (lo cual se sabrá cuando tengas la capacidad de generar por encima de 0.5 mmol/L de cetonas). En estos días en los que consumirás una cantidad muy limitada de calorías, agotarás casi por completo los depósitos de glicógeno y facilitarás la lipólisis y la liberación de toxinas liposolubles.

El primer mes puedes empezar ketoayunando una vez por semana y, si te va bien, puedes avanzar y hacerlo dos días a la semana. Si padeces obesidad o alguna enfermedad, entonces sugiero que incorpores el segundo día lo más pronto posible. El resto de los días harás una dieta cetogénica cíclica. **Tu estrategia de alimentación debe incluir tres o cuatro días de dieta cetogénica, entre uno y dos días de consumo de más carbohidratos netos y uno o dos días de ketoayuno, dependiendo de cómo se vaya sintiendo tu cuerpo.**

Puedes seguir ketoayunando dos veces por semana hasta que alcances tus metas de salud o tu peso ideal. A partir de entonces, puedes disminuir la frecuencia a apenas unas cuantas veces al mes para ayudarle al cuerpo a eliminar las toxinas a las que nos exponemos con regularidad y contribuir a contrarrestar el envejecimiento a través de la activación de las células troncales y la autofagia.

Calcula tu objetivo calórico y desglose para los días de ketoayuno

Para determinar cuántas calorías debes comer los días de ketoayuno, debes multiplicar tu masa corporal magra (en kg) por 7.8. Debes obtener una cifra entre 300 y 600 calorías (300 calorías es lo habitual para una mujer pequeña, y 600 calorías para un hombre más corpulento).

En los días de ayuno, tu consumo de carbohidratos estará por debajo de los 20 gramos. Menos de 10 gramos sería aún mejor, pues eso facilitará entrar en estado de cetosis. Esto se explica porque por lo regular toma entre 24 y 36 horas agotar los depósitos de glicógeno en el hígado. El ayuno diario de 18 horas no logra agotarlos por completo, pero, si pasas las siguientes 24 horas comiendo sólo entre 10 y 20 gramos de carbohidratos, en combinación con una cantidad pequeña de calorías, se agotará el glicógeno del hígado y se detonará la magia metabólica de la autofagia.

Antes creía que también sería mejor limitar la ingesta de proteína con base en las recomendaciones de ayuno tradicionales. No obstante, lo puse a prueba durante varios meses y descubrí que, al menos para mí, lo mejor era sólo disminuir la ingesta de proteína a la mitad. En mi caso, mi ingesta diaria de proteína en días que no son de ayuno es de entre 80 y 100 gramos, así que en días de ayuno parcial consumo entre 45 y 50 gramos. Apuesto que eso también será lo mejor para ti.

Descubrí que, al cambiar la estrategia, no perdía tanta masa corporal magra. Cuando restringía la cantidad de proteína a 20 gramos o menos, perdía casi tres kilos después del ayuno parcial. Cuando aumenté la proteína a más del doble de eso, la pérdida de peso fue apenas de 1.2 kilos, y mis niveles de azúcar en la sangre y de cetonas se mantuvieron altos.

No obstante, no recomiendo incrementar las proteínas con grandes cantidades de cadenas de aminoácidos ramificados, como las del suero de leche y la carne roja, pues activan la vía mTOR e inhiben la autofagia. La proteína de colágeno sería una alternativa ideal para esos días, pues tiene muy pocos aminoácidos ramificados y permite conservar el tejido conectivo.

Otra buena opción es el polvo de proteína vegana sabor chocolate. En mi sitio web ofrezco una que sabe genial y tiene pocos aminoácidos ramificados. Éstas son las dos proteínas principales que uso en los días de ayuno parcial, así como 15 gramos de clorela fermentada.

En mi opinión, es la mejor estrategia si tienes más de 65 años y peso normal corporal, pues debe permitirte conservar mejor la masa corporal magra, lo cual es vital para mantenerte sano a medida que envejeces.

Después de agregar los alimentos que elijas para el ayuno parcial, éstos te proveerán cierta cantidad de calorías. Dado que sabes qué cantidad de calorías necesitas como parte del cálculo que ya has hecho, basta agregar las calorías faltantes en forma de grasa, de preferencia en forma de aceite de coco, aceite TCM o, de ser posible, aceite TCM caprílico C8 (el cual describo a continuación con más detalle). La grasa debe representar entre 65 y 85% de las calorías, pues eso generará un aumento sustancial de la producción de cetonas durante el ayuno. Lo ideal será consumir todas las calorías en una sola comida en lugar de distribuirlas a lo largo del día.

Ahora bien, ésta es la parte importante: anota la hora en la que terminas de comer y no vuelvas a ingerir nada durante 24 horas. Eso significa que harás un ayuno de 24 horas después de un ayuno intermitente de 18 horas, lo que suma un ayuno parcial de casi 48 horas. La mayoría de la gente considera más sencillo mantener este ayuno de 24 horas si hace su última comida poco antes del mediodía.

Elige bien las recetas para el ketoayuno

Cronometer resulta particularmente útil en días de ketoayuno, pues la cantidad de calorías es muy limitada y las proporciones de macronutrientes son estrictas. Para cosechar la mayor cantidad de beneficios del estado de ayuno, la precisión es sumamente importante en los días de ayuno. Deberás tener cuidado de medir con precisión los alimentos con la báscula digital de cocina. Si sólo haces un estimado de las cantidades, podrías terminar saboteando la efectividad del programa de ketoayuno.

Es esencial que los alimentos que comas en días de ayuno sean orgánicos, pues no querrás exponerte a toxinas adicionales en momentos en los que el cuerpo esté ocupado liberando toxinas acumuladas en las células adiposas. Las verduras crucíferas son particularmente útiles, ya que están repletas de fitonutrientes que favorecen el proceso de desintoxicación.

Si eres como la mayoría de la gente, te resultará mucho más sencillo implementar el programa si alguien hace las cosas por ti, y eso es justo lo que me propuse hacer. El recetario que acompaña este libro, llamado *Ketofast Cookbook*, fue coescrito con el famoso chef australiano Pete Evans, quien ha compilado más de 40 recetas deliciosas que son adecuadas para los días de ayuno.

Y eso no es todo. Las recetas de ese libro ya están capturadas en Cronometer, así que no necesitas ingresar los alimentos de forma manual. Basta con teclear el nombre de la receta necesaria después de haber hecho clic en la pestaña "Add Foods". Después, basta con que agregues suficiente aceite de coco o TCM C8 a la receta para cubrir tu objetivo de calorías. Para la mayoría de la gente, son una o dos cucharadas. Por otro lado, si bebes café o té negro, puedes agregarles el aceite TCM.

Aceite de coco y TCM

El aceite de coco ha sido esencial en la alimentación y la belleza desde hace miles de años. Combate toda clase de microbios, desde virus, bacterias y protozoarios, muchos de los cuales pueden ser dañinos. Asimismo, es una fuente extraordinaria de grasas de alta calidad. Alrededor de 50% de la grasa en el aceite de coco es ácido láurico, el cual es difícil de encontrar en la naturaleza. De hecho, el aceite de coco tiene más ácido láurico que cualquier otro alimento, y el cuerpo lo convierte en monolaurina, un monoglicérido (una única grasa adherida a una molécula de glicerol, a diferencia de las tres grasas que conformarían un triglicérido) que es capaz de destruir muchos virus cubiertos de lípidos como VIH, herpes, influenza, sarampión, bacterias gram-negativo y protozoarios como *Giardia lamblia*.

El aceite TCM es el primo más concentrado del aceite TCM. El aceite TCM que se suele conseguir a nivel comercial contiene igual proporción de ácido caprílico (C8, un ácido graso con ocho átomos de carbono en su estructura molecular) y ácido cáprico (C10, un ácido graso con 10 carbonos).

Por lo regular, cuando comes un ácido graso, el intestino delgado lo descompone con ayuda de las sales biliares y la lipasa, una enzima pancreática. Sin embargo, los triglicéridos de cadena media son capaces de saltarse este proceso; se disipan en la membrana intestinal y van directo al hígado por medio de la vena porta hepática.

Una vez ahí, sobre todo si ya estás en estado de cetosis nutricional —y estás quemando grasas como combustible—, los triglicéridos de cadena media se convierten en cetonas con rapidez y regresan al torrente sanguíneo para transportarse a todo el cuerpo, incluyendo el cerebro, en donde se usan como combustible limpio.

Por este motivo, el aceite TCM es una excelente forma de agregar grasas adicionales, pues es un aceite inodoro e insípido que es fácil de consumir directo de la cuchara. La rapidez con la que se convierte en energía puede ayudarte a adherirte al plan de ketoayuno en los momentos de más hambre y falta de alimentos adecuados.

El único contratiempo es que esta eficiencia tiene un pequeño costo. En ocasiones, el hígado no es capaz de procesar tanta grasa con rapidez, así que puede volcar parte de ella en los intestinos, en donde a veces causa molestias intestinales y diarrea si la consumes en exceso. Puedes tomar aceite TCM a diario, pero debes empezar poco a poco e ir aumentando la dosis con el tiempo para ir desarrollando tolerancia a él.

Comienza con una cucharadita al día, de preferencia en combinación con alimentos, y si no experimentas diarrea u otros síntomas gastrointestinales, ve incrementando la dosis poco a poco. Algunas personas toman hasta una cucharada o dos con cada comida, pero la mayoría no necesita más que una o dos cucharadas al día. Si en algún momento desarrollas molestias digestivas, vuelve a la dosis previa y quédate ahí unos cuantos días. Incrementar la ingesta de fibra también puede ayudar a prevenir la diarrea y la distensión inducidas por el aceite TCM.

En lo personal, prefiero el aceite TCM C8 (ácido caprílico), pues, aunque es más costoso, se convierte en cetonas con más rapidez y eficiencia que otras versiones de aceite TCM, las cuales suelen tener una proporción de grasas C8 a C10 (ácido cáprico) de 50:50. También es más fácil de digerir. La otra razón por la que prefiero el aceite TCM C8 es que, como se convierte en cetonas con más eficiencia, ese aumento de cetonas trae consigo muchos beneficios a la salud, sobre todo cuando haces ayuno parcial.

Sin importar qué aceite TCM compres, lo más importante es que te asegures de que esté libre de hexanos y de sustancias químicas (al igual que con el aceite de coco); no querrás contribuir a tu carga tóxica, sobre todo cuando estés quemando grasas y, por ende, liberando toxinas liposolubles en el torrente sanguíneo. Asegúrate también de almacenarlo en un lugar fresco, lejos del sol, en una botella opaca que limite la exposición al sol. Aunque el TCM no se suele usar como aceite para cocinar, es posible usarlo en ciertas recetas; sólo evita calentarlo por encima de 160 °C. Por ejemplo, puedes usarlo para sustituir parte del aceite que usarías para hacer mayonesa o aderezo de ensalada, licuarlo con verduras para hacer una salsa o agregarlo a batidos o sopas. También puedes echárselo al café o al té junto con otra grasa como el ghee; bátelo bien y disfruta la inyección de energía.

Sólo toma algo en cuenta: dado que el TCM se convierte con mucha facilidad en combustible que tanto el cerebro como el corazón pueden aprovechar, si lo tomas por las noches es posible que estés demasiado alerta como para dormir. Dicho eso, si estás siguiendo el programa de ketoayuno, estarás dejando de comer al menos tres horas antes de dormir, así que no deberías tener problemas.

Precaución: Las personas que tienen cáncer de hígado, enzimas hepáticas elevadas, metástasis en el hígado u otra enfermedad hepática *no deben* usar aceite TCM. No obstante, pueden consumir aceite de coco, pues éste no se convierte en cetonas con la misma facilidad que el TCM.

¿Es posible ejercitarse durante el ketoayuno?

Lo preferible es evitar cualquier ejercicio extenuante en los días de ketoayuno. No son buenos para hacer ejercicio de alto impacto ni entrenamiento de fuerza. Considéralos días de descanso y reparación. No obstante, debes moverte con regularidad, pero basta con caminar entre 5 000 y 7 000 pasos al día durante los días de ayuno parcial. Lo ideal sería usar el sauna infrarrojo para facilitar el proceso de desintoxicación celular y la excreción de toxinas a través del sudor.

Complementos que favorecen la desintoxicación

Los siguientes complementos le ayudan al cuerpo a completar el proceso de desintoxicación y reducen al mínimo los efectos dañinos de las toxinas que se liberan de los depósitos de grasa.

Nutrientes

- **Ubiquinona (forma reducida y preferible de CoQ10): 100 a 150 miligramos, dos veces al día.** La coenzima Q10 es necesaria para la producción de energía en las mitocondrias y regula la expresión de genes importantes para los procesos inflamatorios, el crecimiento y los procesos de desintoxicación.[10]
- *Psyllium* **orgánico: una o dos cucharadas.** El *psyllium*, una fibra soluble que ayuda a expulsar las toxinas del cuerpo por vía fecal, tiene alrededor de 18 calorías por cucharada, así que no olvides registrar su consumo en Cronometer para llevar un registro preciso de tu consumo de calorías.
- **Probióticos de alta calidad.** Para determinar la dosis, básate en los lineamientos descritos en el empaque. Busca alguno que contenga *L. rhamnosus*, pues se ha demostrado que este lactobacilo disminuye la toxicidad de los pesticidas,[11] así como *L. plantarum*, el cual se ha demostrado que disminuye los efectos dañinos de la exposición a micotoxinas.[12] My Complete Probiotics ofrece una excelente fuente de éstas y otras cepas, pero hay otras compañías que también las comercializan; sólo asegúrate de que sean de alta potencia.
- **Fosfatidilcolina o polienilfosfatidilcolina.** Éste es un tipo especial de grasa llamado fosfolípido, que tiene un grupo fosfato y una molécula de colina. Se encuentra presente en todas las células del cuerpo y compone más de la mitad de las membranas celulares.

    La fosfatidilcolina puede ayudar a desplazar las toxinas adheridas a las membranas celulares. La colina contiene tres grupos metilos, por lo que es uno de los principales donadores de metilo que contribuye a la vía de metilación necesaria para la desintoxicación. De hecho, 60% de los grupos metilos del cuerpo provienen de la colina.

    Además de reconstruir las membranas celulares, la fosfatidilcolina ayuda al cuerpo a eliminar toxinas, pues brinda apoyo al hígado (de hecho, se usa para tratar el hígado graso) y ayuda a extraer los desechos de las células. Dado que favorece la función celular y hepática, puedes eliminar toxinas con más facilidad si consumes fosfatidilcolina con regularidad. La dosis puede ser de 1 o 2 gramos, y son preferibles las preparaciones liposomales.

- **Bíteres.** Los bíteres se han usado en medicina desde tiempos inmemoriales para tratar afecciones digestivas, y se desarrollaron como medicamentos de patente en el siglo XIX (en ese entonces se solían comercializar como tónicos). El término *bíter* suele referirse a extractos a base de alcohol de cortezas, hojas, raíces y flores de plantas con sabor amargo.

  El sabor amargo pasa por uno de los nervios craneales de camino a un grupo particular de células en el cerebro. Ahí, se interpreta la amargura del sabor, lo cual provoca que el nervio vago estimule las glándulas salivales y haga que el estómago incremente la secreción de bilis.[13] Esto es importante porque la bilis contiene las toxinas liberadas durante el ketoayuno, las cuales es deseable eliminar por las heces.

  El bíter que yo uso es una preparación liposomal que contiene fosfatidilcolina, llamada Dr. Shade's Liver Sauce[MR] y producida por Quicksilver Scientific. Una dosis típica es una cucharada que se mantiene bajo la lengua durante 30 segundos. Urban Moonshine es un bíter orgánico menos costoso que también funciona bien. Por otro lado, puedes producir tu propia fórmula con algunos de los siguientes bíteres:

  - ◆ **Genciana.** Esta hierba tiene el efecto esperado de los bíteres, que es incrementar la secreción de jugos gástricos y bilis debido a la estimulación de los nervios gustativos en la boca.[14]

  - ◆ **Diente de león.** El diente de león tiene efectos antiinflamatorios sustanciales y protege al cuerpo de la colecistoquinina (una enzima que induce la secreción de bilis) y de la pancreatitis.[15] En extractos de diente de león, se han identificado componentes farmacéuticos como ácidos fenólicos y flavonoides.[16,17]

Las investigaciones demuestran que algunos de estos componentes tienen efectos terapéuticos frente a la inflamación.[18,19] El diente de león también contiene triterpenos y esteroles, los cuales inhiben la inflamación.[20]

• **Solidago (vara de oro).** El solidago, comúnmente conocido como vara de oro, es famoso por sus efectos benéficos para el tracto urinario. Es rico en flavonoides, algunos de los cuales se ha observado que activan enzimas que desempeñan un papel crucial en la desintoxicación.[21]

• **Mirra.** Esta resina de árbol, originaria del Medio Oriente, es famosa por sus propiedades antioxidantes; pruebas en animales han descubierto que tiene efectos hepatoprotectores en casos de exposición a plomo.[22]

Ligantes

Si no consumes ligantes durante el ayuno, corres el riesgo de reintoxicarte y exponerte a que las toxinas liberadas de las células adiposas te dañen de nuevo. Los ligantes hacen precisamente lo que su nombre dice: se ligan a las sustancias en el tracto digestivo para poder excretarlas a través de las heces.

Hay gran cantidad de ligantes en el mercado. A continuación recomiendo los que considero mejores con base en mis investigaciones bibliográficas y experiencias personales.[23] Es importante tomar los ligantes en ayunas, ya sea una o dos horas antes de comer. Si no lo haces, se adherirán a los nutrientes de los alimentos y te impedirán aprovecharlos.

• **Carbón activado: 5 a 6 gramos.** El carbón activado se usa para eliminar toxinas del agua en casi todos los filtros caseros porque es muy eficaz para eliminar el cloro, subproductos de la desinfección y medicamentos contenidos en el agua corriente. Al igual que el quitosano y la pectina cítrica modificada, no es magia y requiere una sincronización precisa.

Si lo tomas con alimentos, se adherirá a los nutrientes, y eso es justo lo contrario de lo que queremos. No obstante, si lo tomas en momentos adecuados durante el proceso de desintoxicación —por ejemplo, durante el ayuno— ayudará a trasladar las toxinas que el hígado está eliminando hacia la bilis y luego al colon, en donde el carbón se puede ligar a ellas de forma eficaz y expulsarlas a través de las heces. El carbón activado se ha usado para eliminar el plomo[24] y tratar la sobredosis de hierro[25] y el envenenamiento por mercurio.[26]

- **Quitosano: 2 a 3 gramos.** El quitosano es un derivado de la quitina, que es una sustancia naturalmente fibrosa presente en los exoesqueletos de crustáceos e insectos.[27] Ha demostrado ser útil para eliminar metales pesados[28,29,30] y hasta radioisótopos.[31]
- **Pectina cítrica modificada: 5 gramos, entre una y tres veces al día.** La pectina, un carbohidrato complejo (polisacárido) presente en casi todas las plantas, ayuda a ligar las células y provee un marco estructural para preservar la forma e integridad de las membranas celulares. Se ha observado que una forma modificada de pectina cítrica, derivada de la pulpa y cáscara de cítricos, se adhiere a las células cancerígenas e impide que se dispersen por el cuerpo, lo que podría representar una forma potencialmente segura de prevenir y disminuir las metástasis.[32] También se adhiere con gran eficacia a metales pesados.[33,34]
- **Clorela: 5 a 15 gramos.** La clorela, un alga unicelular de agua dulce, suele ser considerada un alimento casi perfecto porque es una excelente fuente de aminoácidos, ácidos grasos esenciales, vitaminas y minerales. Dado que la clorela se puede considerar un alimento, no debes consumirla en los días de ayuno parcial porque contiene bastantes calorías y proteínas.

Las algas y otras plantas acuáticas tienen la capacidad de absorber trazas de metales tóxicos del ambiente, lo que hace que la concentración interna se vuelva mayor que la del agua a su alrededor. Esta propiedad ha sido explotada como mecanismo para tratar desechos industriales que contienen metales antes de desecharlos y recuperar la fracción biodisponible del metal.

Es preferible tomar clorela con la pared celular rota, pues dicha membrana es difícil de digerir. Asimismo, es recomendable masticarla para mejorar su absorción y acción. Se ha observado que suprime la transferencia de metilmercurio al feto en ratonas embarazadas.[35] Aunque ayuda adhiriéndose al mercurio y otros metales pesados, contiene cantidades significativas de proteína, por lo que no querrás combinarla con otros ligantes. Aun así, debes tomarla una o dos horas antes de comer.[36]

Una excepción: Si vas a comer pescados o mariscos que puedan estar contaminados con mercurio, es recomendable combinarlos con una dosis grande de clorela, la cual tenderá a adherirse al mercurio e impedirá su absorción. Es recomendable empezar con una dosis baja para observar si tienes alguna reacción a ella; prueba primero con 0.5 o 1 gramo, y luego ve agregando medio gramo o 1 gramo al día hasta alcanzar la dosis recomendada.

Es preferible que tomes la clorela en días que no ketoayunes, pues contiene cantidades considerables de proteína. Si decides consumir 15 gramos de clorela en los días de ketoayuno, deberás agregar 10 gramos de proteína a la información capturada en Cronometer, lo cual podría exceder tus necesidades de proteína del día.

Líquidos aceptables en días de ketoayuno

- Agua, ilimitada
- Té, ilimitado (elige sólo de entre las opciones mencionadas en la siguiente sección)

- Café (sin leche), hasta seis tazas al día, caliente o frío, orgánico
- Caldo hecho en casa, siempre y cuando no exceda el rango de calorías deseado

Tés desintoxicantes saludables

- Los tés rooibos y honeybush (un primo del rooibos) son infusiones herbales tradicionales de Sudáfrica ricas en antioxidantes polifenólicos particulares. Pueden mejorar la reacción redox del glutatión[37] y la capacidad de convertir toxinas liposolubles en hidrosolubles para poder eliminarlas.
- La raíz de diente de león se suele usar en la medicina tradicional china y se ha demostrado que disminuye la inflamación y la hinchazón, y favorece la desintoxicación.[38]
- La manzanilla por las noches ayuda a dormir mejor, además de que tiene como 1% de apigenina, la cual provee el beneficio adicional de inhibir la enzima CD38, el principal consumidor extracelular de NAD+. Con ello, se incrementan los niveles de NAD+, lo cual también favorece la desintoxicación.[39]

Qué puedes agregarle al agua

- Cualquiera de los edulcorantes naturales aceptados, descritos en la página 161
- Rebanadas de limón verde o amarillo (sólo no te comas las rebanadas después, ni ninguna otra fruta)
- Vinagre de sidra de manzana no pasteurizado, orgánico y que contenga "la madre", que es el cultivo de bacterias benéficas que convirtieron la sidra de manzana normal en vinagre
- Sales saludables, como sal celta, Redmond o del Himalaya

Qué puedes agregarles al café o al té (hasta una cucharada)

- Cualquiera de los edulcorantes naturales aceptados, descritos en la página 161
- Aceite de coco (libre de hexanos y sustancias químicas dañinas)
- Aceite TCM C8
- Mantequilla (orgánica, de pastoreo, de preferencia sin pasteurizar)
- Ghee (orgánico)
- Crema espesa (orgánica, de pastoreo, de preferencia sin pasteurizar)
- Canela molida
- Limón (para el té)

Qué hacer si te da mucha hambre

La cascara de *psyllium*, el ingrediente activo del Metamucil, es una fibra soluble, famosa por su capacidad para aliviar el estreñimiento. Se da en todas partes, pero sobre todo en India, que sigue siendo el principal productor de *psyllium* del mundo. Asimismo, la semilla entera se ha usado en la medicina tradicional iraní desde hace cientos de años.

La cáscara se muele hasta formar *mucílago*, una fibra dietética transparente y gelatinosa que provee grandes beneficios gástricos tanto a humanos como animales. La fibra de *psyllium* promueve el buen funcionamiento del colon y se ha demostrado que ayuda a regular la barrera intestinal, disminuir los niveles de citosinas proinflamatorias y fortalecer la expresión de proteínas de las uniones intercelulares en el colon.[40]

La cualidad más interesante de la cáscara de *psyllium* es que está repleta de fibras solubles; aunque cada cucharada tenga 18 calorías, son puros carbohidratos resistentes a la digestión, por lo que no incrementa las cifras de carbohidratos dietéticos consumidos. Puedes disolver una cucharada en un vaso con agua, dejar que adquiera la consistencia de gel y comerlo como si fuera avena. Te hará sentir satisfecho y saciará el apetito.

Ahora bien, es muy importante tener en cuenta que la mayor parte del *psyllium* comercial, sobre todo el de marcas como Metamucil, no es orgánico y puede contener pesticidas. Por ende, si vas a usar *psyllium*, es indispensable que te asegures de que sea orgánico, pues de otro modo estarías introduciendo toxinas adicionales al cuerpo.

También puedes usar la mezcla de semillas Pure Power Organic Mitomix que encontrarás en mi sitio web; es una mezcla de semillas de linaza, cáscaras de *psyllium* integral, semillas de chía, ajonjolí negro y semillas de comino. Una cucharada de esta mezcla tiene aproximadamente la misma cantidad de calorías que el *psyllium* por sí solo, pero aporta dos gramos adicionales de proteína. Recomiendo dejarla remojando un rato y comerla con cuchara.

CÓMO KETOAYUNAR

1. Comprime la ventana de alimentación de 6 a 8 horas durante un mes.

2. Determina el total de ingesta de calorías para los días de ketoayuno multiplicando tu masa corporal magra por 7.8. Para la mayoría de la gente, el rango está entre 300 y 600 calorías.

3. Determina los gramos de proteína dividiendo entre dos la ingesta diaria normal. Calcula las calorías de la proteína multiplicando los gramos de proteína por 4.

4. Evita que el total de carbohidratos rebase los 20 gramos, e incluso sería mejor si pueden ser menos de 10. Calcula las calorías de los carbohidratos multiplicando los gramos de carbohidratos por 4.

5. Suma las calorías de proteínas y las de carbohidratos, y resta esa cifra al total de calorías a consumir en días de ketoayuno.

6. La cifra resultante es la cantidad de calorías de grasa que debes consumir. Divídela entre 9 para obtener los gramos de grasa que puedes usar en la comida del día.

7. Diseña la receta para una única comida de día de ayuno, que de preferencia sea el desayuno.

8. Todo este proceso se vuelve mucho más sencillo si usas Cronometer, pues esta plataforma permite hacer los cálculos con facilidad. Además, las recetas del KetoFast Cookbook ya están disponibles en su base de datos.

Capítulo 9

Da seguimiento a tu progreso con estos estudios de laboratorio

¿Cómo puedes saber si todo lo que estás haciendo para mejorar tu salud y desintoxicar el cuerpo está funcionando? En primer lugar, hay que tomar en cuenta las experiencias subjetivas que ocurren cuando mejoras tu alimentación e incorporas el ketoayuno a tu rutina regular: duermes mejor, bajas de peso y tienes más energía.

También es útil buscar evidencia cuantitativa de que los esfuerzos que haces están rindiendo frutos. Para ello, recomiendo aquí ocho estudios de laboratorio que sugiero que te realices al embarcarte en la aventura del ketoayuno y luego tres meses después. Es muy gratificante ver cómo mejoran los marcadores de la salud y nos inspiran a seguir adelante.

Aunque las investigaciones sugieren que el exceso de pruebas y tratamientos médicos innecesarios e ineficaces ponen en riesgo la salud de la gente, ciertos estudios de laboratorio ofrecen pautas muy importantes sobre nuestra salud. Por desgracia, los médicos convencionales rara vez los solicitan. Por si fuera poco, aun si tu médico te manda a hacer algunos de estos estudios, los rangos que se consideran "normales" no necesariamente son los ideales para tener una salud óptima.

Por lo tanto, ¿qué pruebas deberías hacerte para evaluar tu nivel de salud y cuáles son los rangos de referencia ideales a los que aspiramos?

A continuación describo los ocho estudios que recomiendo a cualquiera que desee tomar el control de su salud.

1. Vitamina D

Optimizar los niveles de vitamina D es una de las estrategias más sencillas y menos costosas para mejorar la salud. Recomiendo que midas tus niveles de vitamina D dos veces al año, cuando es más probable que esté en su punto más bajo (en pleno invierno) y en su punto más alto (pleno verano).

Es aún más importante hacerlo si estás embarazada o planeas embarazarte, o si tienes cáncer. Según investigaciones y recopilaciones de datos de GrassrootsHealth (grassrootshealth.net), una organización pública sin fines de lucro que se dedica a compartir investigaciones sobre la vitamina D con especialistas médicos y público en general, 40 ng/mL (100 nm/L) es el mínimo indispensable para prevenir una amplia gama de enfermedades. Por ejemplo, la mayoría de los cánceres se presentan en personas con niveles de vitamina D en sangre de entre 10 y 40 ng/mL,[1,2] y algunas publicaciones médicas sugieren que hasta 80% de los cánceres de mama —es decir, 4 de cada 5— podría prevenirse simplemente optimizando los niveles de vitamina D.[3,4]

Para tener salud óptima y prevenir enfermedades, parece que lo ideal es tener niveles de entre 60 y 80 ng/mL (150 a 200 nm/L).[5] Aunque la Asociación Médica Estadounidense afirma que 20 ng/mL es suficiente, las investigaciones sugieren que 20 ng/mL es apenas adecuado para la prevención de la osteomalacia (ablandamiento de los huesos), y definitivamente es demasiado bajo para la prevención y recuperación de muchas otras enfermedades.

En cuestión de dosis, necesitarás tomar la que sea necesaria para llegar al rango óptimo, la cual es de 40 ng/mL mínimo. Las investigaciones[6] indican que se requieren 9 600 UI de vitamina D al día para que 97.5% de la población alcance los 40 ng/mL, pero los requerimientos individuales varían mucho entre sí.

Si has tomado el sol con regularidad, has consumido alimentos ricos en vitamina D (como hígado de res, champiñones y yemas de huevo orgánico de gallinas de libre pastoreo)[7] y tomado cierta cantidad de vitamina D_3 durante varios meses, y las pruebas revelan que aún no has llegado al rango recomendado, sabrás que debes incrementar la dosis.

Con el paso del tiempo y la realización regular de este estudio, encontrarás la dosis ideal para ti y sabrás cuánto debes tomar para que durante todo el año tus niveles se mantengan entre 60 y 80 ng/mL. GrassrootsHealth ofrece pruebas de vitamina D a buen precio a través de su estudio clínico D*action, así como una calculadora de vitamina D electrónica que puedes usar para estimar las dosis de vitamina D_3 que necesitas una vez que sepas cuáles son tus niveles actuales de vitamina D sérica.

2. Concentración de magnesio en sangre

La deficiencia de magnesio es sumamente común, e investigaciones recientes[8] han demostrado que incluso una deficiencia subclínica puede afectar la salud cardiaca. El magnesio es importante para la salud cerebral, la desintoxicación, la salud y el funcionamiento de las células, la producción de energía,[9,10] la regulación de la sensibilidad a la insulina,[11] la división celular normal,[12] la optimización de las mitocondrias[13] y muchas cosas más.

El magnesio se encuentra en el centro de la molécula de clorofila, así que, si rara vez comes hortalizas de hoja verde, es probable que no estés obteniendo suficiente magnesio de los alimentos. Asimismo, aunque el consumo de alimentos orgánicos integrales[14] optimiza la ingesta de magnesio, no es una estrategia infalible para combatir la deficiencia de magnesio, pues en muchos de los terrenos de cultivo se han agotado los nutrientes de la tierra, y eso incluye el magnesio.

La absorción de magnesio depende también de que tengas niveles suficientes de selenio, hormona paratiroidea y vitaminas B$_6$ y D, y se ve afectada por el exceso de etanol, sal, café y ácido fosfórico de las bebidas carbonatadas. La sudoración, el estrés, la falta de sueño, la menstruación excesiva y ciertos medicamentos (en especial los diuréticos y los inhibidores de la bomba de protones) también agotan el magnesio del cuerpo.[15]

Por estos motivos, muchos especialistas recomiendan tomar complementos de magnesio. La recomendación dietética diaria de magnesio es de entre 310 y 420 miligramos, dependiendo de la edad y el sexo,[16] pero muchos expertos creen que necesitamos entre 600 y 900 miligramos al día, lo cual es mucho más congruente con la ingesta de magnesio durante el periodo paleolítico.[17] En lo personal, creo que muchas personas pueden beneficiarse de dosis elevadas de hasta 1 o 2 gramos de magnesio elemental al día, dividida en varias tomas.

No obstante, la clave para aprovechar al máximo estas dosis elevadas radica en evitar que se ablanden demasiado las heces, pues eso afectará al microbioma intestinal y será muy contraproducente. Una de las mejores formas de incrementar la ingesta de magnesio es tomando treonato de magnesio, pues parece ser la forma de magnesio que penetra con más eficiencia las membranas celulares, las mitocondrias y la barrera hematoencefálica. Otra forma eficaz de propulsar los niveles de magnesio es tomar baños con sales de Epsom (sulfato de magnesio), ya que el magnesio se absorbe con facilidad por la piel.

Yo suelo preparar una solución sobresaturada de sales de Epsom mezclando siete cucharadas de estas sales con 150 ml de agua y calentándola hasta que toda la sal se disuelva. Luego la vierto en un rociador y me la rocío en la piel, y me froto hojas de sábila fresca para que las sales se disuelvan en el aloe. Es una forma sencilla y económica de brindarle a tu cuerpo dosis elevadas de magnesio sin tener que arriesgarte a experimentar los efectos laxantes de la versión ingerida.

Optimizar los niveles de magnesio es especialmente importante cuando tomas vitamina D complementaria, pues el cuerpo no es capaz de procesar adecuadamente esta vitamina si los niveles de magnesio en el cuerpo son insuficientes.[18,19] Esto ocurre porque se requiere magnesio para activar la vitamina D.

Si tus niveles de magnesio son demasiado bajos, la vitamina D simplemente se acumulará en forma inactiva. Por el contrario, cuando los niveles de magnesio son lo suficientemente altos, es mucho más fácil optimizar los de vitamina D, pues la dosis necesaria será más baja.[20] De hecho, las investigaciones[21] muestran que una mayor ingesta de magnesio ayuda a disminuir el riesgo de deficiencia de vitamina D, probablemente porque activa la ya existente.

3. Índice de Omega-3

Al igual que la vitamina D, los niveles de omega-3 también son indicadores precisos del riesgo de mortalidad por cualquier causa y desempeñan un papel vital en la salud en general, sobre todo la cardiaca y neurológica.

Investigaciones recientes,[22] financiadas por los Institutos Nacionales de Salud de Estados Unidos, observaron que mayores índices de omega-3 se asocian con menor riesgo de episodios cardiovasculares, episodios coronarios y apoplejías. El omega-3 también ayuda a disminuir el dolor, sobre todo en combinación con la vitamina D.

(Los ácidos grasos omega-3 son precursores de mediadores de inflamación llamados prostaglandinas, que es en parte como ayudan a paliar el dolor. Los analgésicos antiinflamatorios también funcionan así, manipulando las prostaglandinas.)

El índice de omega-3 se mide con un análisis sanguíneo que mide las cantidades de ácidos grasos omega-3 EPA y DHA en las membranas de los glóbulos rojos. Dicho índice se expresa como porcentaje del total de ácidos grasos en sangre.

El índice de omega-3 es también un reflejo de los niveles de EPA y DHA en los tejidos, y está considerado un marcador estable y prolongado de los niveles generales de omega-3. Cuando está por encima de 8%, se asocia con el menor riesgo posible de muerte por cardiopatía, mientras que un índice por debajo de 4% implica que estás en altísimo riesgo de morir por un problema cardiaco. Si tus niveles están por debajo de 8%, incrementa la ingesta de omega-3 y vuelve a realizarte el estudio entre tres y seis meses después.

Una forma de economizar es realizarte la prueba combinada de vitamina D y omega-3 que ofrece GrassrootsHealth como parte de su investigación financiada por los consumidores.

Las mejores fuentes de omega-3 de origen animal son los pescados grasos de aguas frías como anchoas, arenques y sardinas. El salmón silvestre de Alaska es otra buena fuente de omega-3 que tiene poca concentración de mercurio y otras toxinas ambientales. Estos pescados también son fuentes decentes de vitamina D, lo que los hace aún más benéficos.

Si no consumes estos alimentos de forma regular, puedes agregar complementos de alta calidad de aceite de pescado o de krill. Este último es mi preferido, pues contiene tanto DHA como EPA en una forma que es menos propensa a la oxidación. Asimismo, los ácidos grasos del aceite de krill se adhieren a los fosfolípidos, lo que permite que el DHA y el EPA se trasladen de forma eficiente al sistema hepático para estar más biodisponibles. Las investigaciones[23] demuestran que el aceite de krill puede ser hasta 48 veces más potente que el de pescado.

4. Insulina en ayunas

La resistencia a la insulina es un factor que influye en el desarrollo de casi cualquier enfermedad crónica, razón por la cual es muy importante realizarse pruebas de insulina en ayunas para evaluar el estado de salud general. Cualquier comida alta en carbohidratos procesados suele disparar los niveles de glucosa en la sangre, y, para compensarlos, el páncreas secreta insulina a la sangre para disminuir la glucosa.

Si el cuerpo es incapaz de producir insulina para lograrlo, la persona está en riesgo de caer en un coma hiperglicémico y morir. Asimismo, la insulina también cataliza la conversión del azúcar excesivo para su almacenamiento como grasa en las células adiposas.

Por lo regular, entre más insulina produzcas, más engordarás. Si sueles llevar una dieta alta en azúcares y cereales, tus niveles de glucosa se mantendrán altos y, con el tiempo, perderás la sensibilidad a la insulina, por lo que requerirás cada vez más insulina para lograr el mismo efecto.

Con el tiempo te vuelves resistente a la insulina y propenso a subir de peso, luego desarrollas prediabetes y al final diabetes. La prediabetes[24] se define como una elevación de los niveles de glucosa en ayunas por encima de 100 mg/dL, pero por debajo de 125 mg/dL, que es el punto en el que ya se considera diabetes tipo 2.

No obstante, cualquier nivel de glucosa en ayunas por encima de 90 mg/dL sugiere que ya hay resistencia a la insulina, y el influyentísimo trabajo del doctor Joseph Kraft sugiere que 80% de la población estadounidense —es decir, 8 de cada 10 personas— es resistente a la insulina.[25] Aunque Kraft recomienda realizar una prueba oral de tolerancia a la glucosa que también mide la insulina, es un estudio bastante más complejo; en lo personal, considero que un análisis de insulina en ayunas es suficiente para la mayoría de la gente.

La prueba de insulina en ayunas es mucho mejor que la de glucosa en ayunas, pues refleja qué tan saludables han sido tus niveles de glucosa con el paso del tiempo. Es importante tomar en cuenta que es posible tener niveles bajos de glucosa en ayunas y que los de insulina estén bastante elevados. Y sí, el ayuno debe de ser de al menos ocho horas; de otro modo los resultados no son confiables.

Los niveles de insulina en ayunas normales están por debajo de cinco, aunque lo ideal es que estén por debajo de tres. Si tus niveles están por encima de tres, la forma más efectiva de optimizarlos es disminuyendo o eliminando todo tipo de azúcar de tu dieta. Los ayunos intermitente, parcial o con agua también son efectivos, y la combinación del ayuno intermitente con la dieta cetogénica parece ser la estrategia más efectiva de todas.

5. Ferritina sérica

La ferritina es la principal proteína almacenadora de hierro del cuerpo, por lo que la prueba de ferritina es una forma indirecta de medir los depósitos de hierro en el cuerpo. En el caso de personas adultas, recomiendo hacer un análisis de ferritina sérica al año, pues la sobrecarga de hierro puede ser igual de peligrosa que la deficiencia de vitamina D. Aunque el hierro es necesario para las funciones biológicas, en exceso puede hacer muchísimo daño al incrementar el estrés oxidativo. Por desgracia, lo primero que la gente piensa al oír la palabra "hierro" es en anemia o deficiencia de minerales, sin tomar en cuenta que el exceso de hierro en realidad es un problema mucho más común y peligroso.

Cuando el hierro reacciona con el peróxido de hidrógeno, por lo regular en las mitocondrias, se forman peligrosos radicales hidroxilos (libre de oxígeno). Éstos están entre los radicales libres más dañinos de todos, pues son altamente reactivos y pueden dañar el ADN, las membranas celulares y las proteínas, además de contribuir a la disfunción mitocondrial, lo que a su vez sienta las bases de casi todas las enfermedades crónicas degenerativas.

Casi todos los hombres adultos y mujeres posmenopáusicas están en riesgo de tener exceso de hierro porque no liberan sangre de forma regular. Los humanos no estamos diseñados para excretar el hierro excedente, pues éste no hace más que acumularse por si acaso algún día es necesario usarlo para que el cuerpo se recupere de algún tipo de lesión que implique pérdida de sangre.

También hay una enfermedad hereditaria llamada hemocromatosis que provoca que el cuerpo acumule niveles excesivos y peligrosos de hierro. Si no se trata, los niveles elevados de hierro pueden contribuir al desarrollo de cáncer, cardiopatías, diabetes, enfermedades neurodege-nerativas y muchos otros problemas de salud, incluyendo gota.[26]

Al igual que como ocurre con muchas otras pruebas de laborato-rio, el rango supuestamente "normal" de ferritina sérica dista mucho del ideal.[27] Niveles de 200 y 300 ng/mL se consideran normales para mujeres y hombres, respectivamente, pero, si estás ahí, debes tener en cuenta que es casi seguro que desarrollarás algún tipo de problema de salud.

Los niveles ideales para hombres adultos y mujeres que no mens-trúan están entre 30 y 40 ng/mL. (No deben estar por debajo de 20 ng/mL ni muy por encima de 40 ng/mL.) El umbral que se suele usar para determinar deficiencia de hierro en estudios clínicos es de entre 12 y 15 ng/mL.[28]

También puedes realizarte una prueba de gammaglutamil trans-peptidasa (GGT). La GGT es una enzima hepática que se correlaciona con toxicidad hepática y mortalidad por cualquier causa. La prueba de GGT no sólo te dirá si padeces daño hepático, sino que también es un excelente marcador de exceso de hierro y de riesgo de muerte re-pentina por episodio cardiaco.

En años recientes, las investigaciones han revelado que el GGT in-teractúa mucho con el hierro y que, cuando los niveles de ferritina sérica y GGT están elevados, el riesgo de desarrollar problemas de salud crónicos incrementa considerablemente, pues eso significa que tienes una combinación de hierro libre, el cual es muy tóxico, y de hierro almacenado que mantiene latente la toxicidad.[29]

6. Proteína C-reactiva ultrasensible (PCR-us)

La prueba PCR-us mide una proteína hepática que se produce como reacción a la inflamación en el cuerpo, y es un marcador muy preciso de inflamación crónica, la cual es sello distintivo de la mayoría de las enfermedades crónicas. Idealmente, los niveles deben estar por debajo de 1.0 mg/L, pero entre más bajos estén, mejor. Yo intento que los míos se mantengan en 0.2 mg/L. Cualquier cifra por encima de 3.0 mg/L implica un riesgo elevado de desarrollar afecciones inflamatorias.

La medicina convencional suele tratar la inflamación subyacente con antiinflamatorios no esteroideos o corticosteroides. A los pacientes con niveles normales de colesterol, pero elevados de PCR, también se les suelen recetar estatinas. No obstante, ninguno de estos medicamentos ataca la causa de raíz de la inflamación y puede hacer más daño que bien a largo plazo.

Llevar una dieta saludable baja en azúcares añadidos y alta en grasas saludables, optimizar los niveles de vitamina D y de omega-3, disminuir los niveles de insulina en ayunas y ejercitarse de forma regular ayuda a combatir la inflamación crónica. Algunas hierbas y complementos también pueden ser de ayuda, como la astaxantina, la boswellia serrata (árbol de incienso indio), la bromelina, el jengibre, el resveratrol, la onagra y la cúrcuma.[31]

Una opción farmacológica que es tanto segura como efectiva es la naltrexona en bajas dosis. La naltrexona es un antagonista de opiáceos, desarrollado originalmente para el tratamiento de las adicciones a opiáceos. No obstante, si se toma en dosis muy bajas, detona la producción de endorfinas, lo que refuerza el funcionamiento del sistema inmune y tiene efectos antiinflamatorios en el sistema nervioso central.[32]

7. Homocisteína

La homocisteína es un aminoácido presente en el cuerpo y la sangre que se obtiene principalmente a través del consumo de carne. Medirse los niveles de homocisteína es una excelente forma de identificar deficiencias de vitaminas B_6, B_9 (folato) o B_{12}.

Las vitaminas B_6, B_9 y B_{12} ayudan a convertir la homocisteína en metionina, un aminoácido esencial para la producción de proteínas.

Si no tienes cantidades suficientes de estas vitaminas, el proceso de conversión se ve interrumpido y se elevan los niveles de homocisteína. Por el contrario, cuando incrementas la ingesta de estas vitaminas, los niveles de homocisteína disminuyen.

Tener la homocisteína elevada es un factor de riesgo de cardiopatías y, si se combina con niveles bajos de omega-3, se asocia con un mayor riesgo de atrofia cerebral y demencia.

Las vitaminas B_6, B_9 y B_{12} también son esenciales para la cognición y la salud neurológica en general, por lo que identificar la deficiencia de las mismas puede ayudar mucho a prevenir la depresión y otros trastornos mentales más graves. Si decides tomar folato o B_{12}, lo mejor es optar por las formas metiladas de estas vitaminas.

8. Perfil de lipoproteínas por RMN

Una de las pruebas más importantes que puedes realizarte para determinar tu riesgo de cardiopatía es un perfil de lipoproteínas por resonancia magnética nuclear, el cual determina la cantidad de partículas de lipoproteínas de baja densidad (LDL). Esta prueba ofrece otros marcadores que pueden ayudar a determinar si padeces resistencia a la insulina, la cual es la principal causa del incremento de partículas LDL y del aumento en el riesgo de cardiopatías.

La medicina convencional dicta que basta con medir los niveles de colesterol total, colesterol LDL, colesterol HDL (lipoproteínas de alta densidad) y triglicéridos. No obstante, estas cifras por sí solas no sirven mucho para determinar con precisión el riesgo de afecciones cardiovasculares, pues es muy posible tener niveles normales de colesterol total o de colesterol LDL, y aun así tener un número de partículas de LDL elevado.

En pocas palabras, la cantidad de colesterol no es el principal factor de riesgo de cardiopatías, sino el número de partículas LDL transportadoras de colesterol. Entre más alta sea esta cifra, es más probable que tengas LDL oxidado, el cual es mucho más dañino que el LDL no oxidado porque es más pequeño y denso. Esto le permite atravesar el recubrimiento de las arterias, en donde estimula la formación de placa.

Algunas agrupaciones, como la Asociación Nacional Lipídica de Estados Unidos, han empezado a centrar la atención en el número de partículas de LDL en lugar de en el colesterol total y el colesterol LDL, pero todavía no logran que esta práctica se generalice. Por fortuna, ahora que lo sabes puedes tomar el control de tu salud y pedirle a tu médico esta prueba o solicitarla por tu cuenta.

Hay varias formas de medir el número de partículas LDL. El laboratorio LipoScience ofrece una prueba llamada NMR LipoProfile, que es la prueba que se usa en la mayoría de los estudios científicos sobre partículas LDL. Si descubres que la cantidad de partículas LDL es elevada, es probable que padezcas resistencia tanto a la insulina como a la leptina, pues éstas motivan el aumento de las partículas de LDL. Otro factor que las incrementa son las endotoxinas en el intestino, así como las disfunciones tiroideas.

Acceso directo de los pacientes a sus estudios de laboratorio

Aunque hay cientos de análisis de sangre y otras pruebas disponibles, creo que las ocho expuestas en este capítulo son algunas de las más valiosas, pues te darán información vital que puedes usar para ser proactivo y empezar a proteger y mejorar tu salud.

En caso de que te preguntes si puedes solicitar tus resultados de laboratorio directamente a quien los realizó, es importante que sepas que es tu derecho hacerlo. En 2014 el Departamento de Salud y Servicios Humanos de Estados Unidos emitió una regulación definitiva que les otorga a los pacientes (o a una persona a quien asignen como representante) acceso directo a sus resultados de estudios de laboratorio sin que tengan que pasar antes por el consultorio médico.[33]

Los médicos no deben tener derechos exclusivos sobre la información relativa a tu salud y tu cuerpo, pero a veces les cedemos poder sobre ella. Por lo tanto, siempre que así lo desees puedes solicitar que se te entreguen directamente los resultados de tus estudios de laboratorio.

No obstante, no siempre es posible realizarse ciertos estudios sin la autorización de un médico. Asimismo, los laboratorios pueden exigirte que solicites los resultados por escrito y cobrarte más por enviártelos por correo postal o electrónico. No obstante, es tu derecho exigir que se te entreguen los resultados de cualquier estudio que te realices.

RESUMEN

- Aunque las investigaciones indican que la salud de la población estadounidense se ve afectada por el exceso de estudios clínicos y tratamientos ineficaces, ciertos análisis de laboratorio pueden brindarte pistas muy valiosas sobre tu estado de salud actual.
- Algunos de éstos rara vez los solicitan los médicos de cabecera. Entre ellos están índice de omega-3, ferritina, magnesio en sangre, homocisteína, número de partículas LDL, vitamina D, insulina en ayunas y PCR-us.
- También puedes considerar realizarte un análisis de GGT. Éste no sólo te dirá si tienes daño hepático, sino que es un excelente marcador de exceso de hierro libre e indicador de riesgo por muerte repentina por episodio cardiaco.
- A partir de 2014 en Estados Unidos los pacientes o un representante designado por ellos tienen derecho a solicitar los resultados de sus estudios de laboratorio sin que tengan que pasar antes por un médico.

Recursos

Libros

Activa tu ritmo biológico: pierde peso, llénate de energía y mejora tu salud equilibrando tu ritmo circadiano, del doctor Satchin Panda

La guía completa del ayuno, del doctor Jason Fung

Por qué dormimos, del doctor Matthew Walker

Contra el cáncer, de Joseph Mercola

La solución del azúcar en la sangre, del doctor Mark Hyman

Fasting: An Exceptional Human Experience, de Randi Fredricks (en inglés)

The Diabetes Epidemic and You, del doctor Joseph Kraft (en inglés)

Sauna Therapy for Detoxification and Healing, del doctor Lawrence Wilson (en inglés)

Películas

Stink!
stinkmovie.com (en inglés)

Programas

The Walsh Detoxification Program (en inglés)
https://www.metabolicfitnesspro.com/walshdetox/

Productos

Dr. Shade's Liver Sauce^{MR}, producida por Quicksilver Scientific (sólo disponible como parte del paquete PushCatch^{MR} Liver Detox al momento de la redacción de este libro)
www.quicksilverscientific.com/pushcatch
Mezcla de semillas Pure Power Organic Mitomix
https://products.mercola.com/mitomix-seed-blend/
Bíters digestivos Urban Moonshine
www.urbanmoonshine.com/

Análisis de sangre

NMR LipoProfile, de LipoScience
www.truehealthlabs.com
Kit de prueba de índices de vitamina D y omega-3, de Grassroots-Health
daction.grassrootshealth.net/testing-options-vitamin-d/

Clínicas

TrueNorth Health Center
www.healthpromoting.com

Apps y sitios web

Cronometer.com
www.cronometer.com/mercola
Grupo de Trabajo Ambiental (Environmental Working Group)
www.EWG.org
MyCircadianClock
mycircadianclock.org
Vitamin D*calculator (calculadora de vitamina D) por Grassroots-
    Health
grassrootshealth.net/?post_projects=dcalculator

Notas

Capítulo 1

1. National Center for Chronic Disease Prevention and Health Promotion, "About Chronic Disease", Centers for Disease Control and Prevention, 5 de septiembre de 2018, https://www.cdc.gov/chronicdisease/about/index. htm, consultado el 19 de octubre de 2018.
2. S. Hatfield, "Chronic Disease: Costly, Deadly, and Preventable", National Consumers League, http://www.nclnet.org/chronicdisease.
3. S. M. de la Monte, "Insulin Resistance and Alzheimer's Disease", *BMB Reports* 42, núm. 8 (31 de agosto de 2009): 475-481. https://www.ncbi. nlm.nih.gov/pubmed/19712582.
4. S. Gill y P. Satchidananda, "A Smartphone App Reveals Erratic Diurnal Eating Patterns in Humans that Can Be Modulated for Health Benefits", *Cell Metabolism* 22, núm. 5 (2015): 789-798. DOI: 10.1016/j.cmet. 2015.09.005.
5. T. Neltner y M. Maffini, "Generally Recognized as Secret: Chemicals Added to Food in the United States", *NRDC Report*, abril de 2014, https://www. nrdc.org/sites/default/files/safety-loophole-for-chemicals-in-food-report. pdf.
6 R. J. de Souza *et al.*, "Intake of Saturated and Trans Unsaturated Fatty Acids and Risk of All Cause Mortality, Cardiovascular Disease, and Type 2 Diabetes: Systematic Review and Meta-analysis of Observational Studies", *BMJ*, 11 de agosto de 2015. DOI: 10.1136/bmj.h3978.
7. V. T. Samuel, K. F. Petersen y G. J. Shulman, "Lipid-Induced Insulin Re-

sistance: Unravelling the Mechanism", *Lancet* 375, núm. 9733 (26 de junio de 2010): 2267-2277. DOI: 10.1016/S0140-6736(10)60408-4.

8. K. Kavanagh *et al.*, "Trans Fat Diet Induces Abdominal Obesity and Changes in Insulin Sensitivity in Monkeys", *Obesity* 15, núm. 7 (julio de 2007): 1675-1684. DOI: 10.1038/oby.2007.200.

9. M. C. Morris *et al.*, "Dietary Fats and the Risk of Incident Alzheimer Disease", *Archives of Neurology* 60, núm. 2 (febrero de 2003): 194-200. https://www.ncbi.nlm.nih.gov/pubmed/12580703.

10. International Agency for Research on Cancer, "Evaluation of Five Orga-nophophate Insecticides and Herbicides", IARC Monographs 112, 20 de marzo de 2015, https://www.iarc.fr/en/media-centre/iarcnews/pdf/MonographVolume112.pdf, consultado el 29 de octubre de 2018.

11. M. Pall, "How to Approach the Challenge of Minimizing Non-Thermal Health Effects of Microwave Radiation from Electrical Devices", *International Journal of Innovative Research in Engineering and Management* 2, núm. 5 (septiembre de 2015), https://www.researchgate.net/publication/283017154HowtoApproachtheChallengeofMinimizingNon-Thermal-HealthEffectsofMicrowaveRadiationfromElectricalDevices, consultado el 30 de octubre de 2018.

12. M. Pall, "Electromagnetic Fields Act via Activation of Voltage-gated Cal-cium Channels to Produce Beneficial or Adverse Effects", *Journal of Cellular and Molecular Medicine* 17, núm. 8 (2013): 958-965. DOI: 10.1111/jcmm.12088.

13. M. Pall, "Electromagnetic Fields Act Similarly in Plants as in Animals: Probable Activation of Calcium Channels via Their Voltage Sensor", *Current Chemical Biology* 10, núm. 1 (2016): 74-82. DOI: 10.2174/2212796810666160419160433.

14. M. Pall, "Microwave Frequency Electromagnetic Fields (EMFs) Produce Widespread Neurophyschiatric Effects Including Depression", *Journal of Chemical Neuroanatomy* 75, parte B (septiembre de 2016): 43-51. DOI: 10.1016/j.jchemneu.2015.08.001.

15. C. M. Benbrook, "Impacts of Genetically Engineered Crops on Pesticide Use in the U.S. – the First Sixteen Years", *Environmental Sciences Europe* 24, núm. 1 (28 de septiembre de 2012): 24. DOI: 10.1186/2190-4715-24-24.

16. M. Pall, "Scientific Evidence Contradicts Findings and Assumptions of Canadian Safety Panel 6: Microwaves Act Through Voltage-Gated Cal-cium Channel Activation to Induce Biological Impacts at Non-Thermal Levels, Supporting a Paradigm Shift for Microwave/Lower Frequency Electromagnetic Field Action", *Reviews on Environmental Health* 30, núm. 2 (2015): 99-116. DOI: 10.1515/reveh-2015-0001.

17. R. Sender, S. Fuchs y R. Milo, "Revised Estimates for the Number of Human and Bacteria Cells in the Body", *PLoS One*, consultado el 24 de septiembre de 2018. DOI: 10.1371/journal.pbio.1002533.

18. C. E. Forsythe *et al.*, "Comparison of Low Fat and Low Carbohydrate Diets on Circulating Fatty Acid Composition and Markers of Inflammation", *Lipids* 43, núm. 1 (2007): 65-77. DOI: 10.1007/s11745-007-3132-7.

19. *Idem.*

20. N. Lane, *Power, Sex, Suicide: Mitochondria and the Meaning of Life* (Oxford: Oxford University Press, 2006).

21. S. Gill y P. Satchidananda, "A Smartphone App Reveals Erratic Diurnal Eating Patterns in Humans that Can Be Modulated for Health Benefits", *Cell Metabolism* 22, núm. 5 (2015): 789-798. DOI: 10.1016/j.cmet.2015.09.005.

22. R. Pamploma, "Mitochondrial DNA Damage and Animal Longevity: Insights from Comparative Studies", *Journal of Aging and Research* 2011 (4 de enero de 2011). DOI: 10.4061/2011/807108.

Capítulo 2

1. V. R. Young y N. S. Scrimshaw, "The Physiology of Starvation", *Scientific American* 225, núm. 4 (octubre de 1971): 14-21. https://www.ncbi.nlm.nih.gov/pubmed/5094959.

2. E. A. Genné-Bacon, "Thinking Evolutionarily about Obesity", *Yale Journal of Biology and Medicine* 87, núm. 2 (6 de junio de 2014): 99-112, https://www.ncbi.nlm.nih.gov/pmc/articles/PMC4031802/.

3. R. Arbesmann, "Fasting and Prophecy in Pagan and Christian Antiquity", *Traditio* 7 (1951): 1-71. DOI: 10.1017/s0362152900015117.

4. J. D. M. Derrett y V. Macdermot, "The Cult of the Seer in the Ancient Middle East: A Contribution to Current Research on Hallucinations Drawn from Coptic and Other Texts", *Man* 8, núm. 1 (1973): 146. https://www.jstor.org/stable/2800682. DOI: 10.2307/2800682.

5. M. M. Ali, *The Religion of Islam: A Comprehensive Discussion of the Sources, Principles and Practices of Islam* (Dublin, OH: Ahmadiyya Anjuman Ishaat Islam Lahore USA, 2014).

6. D. W. Mitchell y S. Jacoby, *Buddhism: Introducing the Buddhist Experience* (Nueva York: Oxford University Press, 2014).

7. P. Dundas, *The Jains* (Londres: Routledge, 2010).

8. P. S. Jaini, *Collected Papers on Buddhist Studies* (Delhi: Motilal Banarsidass Publishers, 2001).

9. L. Kohn, *Daoist Body Cultivation: Traditional Models and Contemporary Practices* (Magdalena, N.M.: Three Pine Press, 2006).

10. S. Arthur, *Early Daoist Dietary Practices – Examining Ways to Health and Longevity* (Lanham, MD: Lexington Books, 2015).

11. S. Arthur, "Eating Your Way to Immortality: Early Daoist Self-Cultivation Diets", *Journal of Daoist Studies* 2, núm. 1 (2009): 32-63. DOI: 10.1353/dao.2009.0001.

12. T. Keneally, *Three Famines: Starvation and Politics* (Nueva York: PublicAffairs, 2011).

13. S. A. Russell, *Hunger: An Unnatural History* (Nueva York: Basic Books, 2008).

14. J. L. Brockington, *The Sanskrit Epics* (Leiden, Países Bajos: Brill, 1998).

15. P. O'Malley, *Biting at the Grave: The Irish Hunger Strikes and the Politics of Despair* (Boston: Beacon Press, 2001).

16. S. Ramachandran, "India's Forgotten Fast", I Manipur, http://imanipur. blogspot.com/2011/09/indias-forgotten-fast.html.

17. N. G. Wilson (ed.), *Encyclopedia of Ancient Greece* (Londres: Psychology Press, 2006).

18. L. B. Hazzard, *Scientific Fasting: The Ancient and Modern Key to Health* (Whitefish, MT: Kessinger Publishing, 1996).

19. S. Graham, *The Greatest Health Discovery: Natural Hygiene and Its Evolution, Past, Present & Future* (Chicago: Natural Hygiene Press, 1972).

20. H. M. Shelton, *Fasting Can Save Your Life*. 2a. ed. (Chicago: Natural Hygiene Press, 1981).

Capítulo 3

1. S. Furmli *et al.*, "Therapeutic Use of Intermittent Fasting for People with Type 2 Diabetes as an Alternative to Insulin", *BMJ Case Reports* 2018. DOI: 10.1136 /bcr-2017-221854.

2. Joseph Mercola, "Autophagy Finally Considered for Disease Treatment", https://articles.mercola.com/sites/articles/archive/2018/06/27/autophagy-health-benefits.aspx.

3. National Institutes of Health, "4. The Adult Stem Cell", https://stem cells. nih.gov/info/2001report/chapter4.htm http://stemcells.nih.gov/info/basics/pages/basics4.aspx.

4. C. W. Cheng *et al.*, "Prolonged Fasting Reduces IGF-1/PKA to Promote Hematopoietic-Stem-Cell-Based Regeneration and Reverse Immunosuppression", *Cell Stem Cell* 14, núm. 6 (5 de junio de 2014): 810-823.

https://www.sciencedirect.com/science/article/pii/S1934590914 001519.

5. M. M. Mihaylova *et al.*, "Fasting Activates Fatty Acid Oxidation to Enhance Intestinal Stem Cell Function during Homeostasis and Aging", *Cell Stem Cell* 22, núm. 5 (3 de mayo de 2018): 769-778. DOI: 10.1016/j. stem.2018.04.001.

6. R. Morello-Frosch *et al.*, "Environmental Chemicals in an Urban Population of Pregnant Women and Their Newborns from San Francisco", *Environmental Science and Technology* 50, núm. 22 (2016): 12464-12472. DOI: 10.1021/acs.est.6b03492.

7. Environmental Working Group, "Body Burden: The Pollution in Newborns", 14 de julio de 2005, https://www.ewg.org/research/body-burden-pollution-newborns, consultado el 29 de octubre de 2018.

8. D. L. Frape *et al.*, "Diurnal Trends in Responses of Blood Plasma Concentrations of Glucose, Insulin, and C-peptide following High- and Low-fat Meals and Their Relation to Fat Metabolism in Healthy Middle-aged Volunteers", *British Journal of Nutrition* 77, núm. 4 (abril de 1997): 523-535. https://www.ncbi.nlm.nih.gov/pubmed/9155503; M. Gibbs *et al.*, "Diurnal Postprandial Responses to Low and High Glycaemic Index Mixed Meals", *Clinical Nutrition* 33, núm. 5 (octubre de 2014): 889-894. DOI: 10.1016/j.clnu.2013.09.018; C. R. Marinac *et al.*, "Frequency and Circadian Timing of Eating May Influence Biomarkers of Inflammation and Insulin Resistance Associated with Breast Cancer Risk", *PLoS One* 10, núm. 8 (25 de agosto de 2015). DOI: 10.1371/journal.pone.0136240; L. Morgan *et al.*, "Circadian Aspects of Postprandial Metabolism", *Chronobiology International* 20, núm. 5 (2003): 795-808. DOI: 10.1081/cbi-120024218; K. S. Polonsky, B. D. Given y E. Van Cauter, "Twenty-four-hour Profiles and Pulsatile Patterns of Insulin Secretion in Normal and Obese Subjects", *Journal of Clinical Investigation* 81, núm. 2 (1988): 442-448. DOI: 10.1172/jci113339.

9. Joseph Mercola, "Gut Microbiome May Be a Game-Changer for Cancer Prevention and Treatment", https://articles.mercola.com/sites/articles/archive/2018/06/11/gut-microbiome-game-changer.aspx.

10. R. Shen *et al.*, "Neuronal Energy-sensing Pathway Promotes Energy Balance by Modulating Disease Tolerance", *Proceedings of the National Academy of Sciences* 113, núm. 23 (2016). DOI: 10.1073/pnas.1606 10 6113.

11. J. Fung y J. Moore, *The Complete Guide to Fasting: Heal Your Body Through Intermittent, Alternate-Day, and Extended Fasting* (Las Vegas: Victory Belt Publishing, 2016).

12. J. Volek y S. D. Phinney, *The Art and Science of Low Carbohydrate Living: An Expert Guide to Making the Life-saving Benefits of Carbohydrate Restriction Sustainable and Enjoyable* (Lexington, KY: Beyond Obesity, 2011).

13. D. Y. Kim *et al.*, "Ketone Bodies Are Protective against Oxidative Stress in Neocortical Neurons", *Journal of Neurochemistry* 101, núm. 5 (junio de 2007): 1316-1326. DOI: 10.1111/j.1471-4159.2007.04483.x.

14. D. Stipp, "Is Fasting Good for You?", *Scientific American* 24 (5 de marzo de 2015): 56-57. DOI: 10.1038/scientificamericansecrets0315-56.

15. M. A. McNally y A. L. Hartman, "Ketone Bodies in Epilepsy", *Journal of Neurochemistry* 121, núm. 1 (7 de febrero de 2012): 28-35. DOI: 10.1111/j.1471-4159.2012.07670.x.

16. J. Moore y E. C. Westman, *Keto Clarity* (Las Vegas: Victory Belt Publishing, 2014).

17. A. J. Brown, "Low-Carb Diets, Fasting and Euphoria: Is There a Link between Ketosis and γ-hydroxybutyrate (GHB)?", *Medical Hypotheses* 68, núm. 2 (2007): 268-271. DOI: 10.1016/j.mehy.2006.07.043.

18. S. Bair, "Intermittent Fasting: Try This at Home for Brain Health", Stanford Law School, https://law.stanford.edu/2015/01/09/lawandbios ciences-2015-01-09-intermittent-fasting-try-this-at-home-for-brain-health/, consultado el 23 de septiembre de 2018; B. Martin, M. P. Mattson y S. Maudsley, "Caloric Restriction and Intermittent Fasting: Two Potential Diets for Successful Brain Aging", *Ageing Research Reviews* 5, núm. 3 (2006): 332-353. DOI: 10.1016/j.arr.2006.04.002.

19. S. Komanduri *et al.*, "Prevalence and Risk Factors of Heart Failure in the USA: NHANES 2013-2014 Epidemiological Follow-up Study", *Journal of Community Hospital Internal Medicine Perspectives* 7, núm. 1 (enero de 2017): 15-20. DOI: 10.1080/20009666.2016.1264696.

20. E. Renguet *et al.*, "Erratum: The Regulation of Insulin-Stimulated Cardiac Glucose Transport via Protein Acetylation", *Frontiers in Cardiovascular Medicine* 5 (12 de junio de 2018). DOI: 10.3389/fcvm.2018.00103.

21. Q. G. Karwi *et al.*, "Loss of Metabolic Flexibility in the Failing Heart", *Frontiers in Cardiovascular Medicine* 5 (2018). DOI: 10.3389/fcvm.2018.00068.

22. R. J. Bing *et al.*, "Metabolism of the Human Heart: II. Studies on Fat, Ketone and Amino Acid Metabolism", *American Journal of Medicine* 16, núm. 4 (abril de 1954): 504-515. https://www.sciencedirect.com/science/article/pii/0002934354903654. DOI: 10.1016/0002-9343(54)90365-4.

23. P. Puchalska y P. Crawford, "Multi-dimensional Roles of Ketone Bodies in Fuel Metabolism, Signaling, and Therapeutics", *Cell Metabolism* 25, núm. 2 (7 de febrero de 2017): 262-284. DOI: 10.1016/j.cmet.2016.12.022.

Capítulo 4

1. R. C. Shoemaker, *Surviving Mold: Life in the Era of Dangerous Buildings* (Baltimore: Otter Bay Books, 2010).
2. R. A. Lordo, K. T. Dinh y J. G. Schwemberger, "Semivolatile Organic Compounds in Adipose Tissue: Estimated Averages for the US Population and Selected Subpopulations", *American Journal of Public Health* 86, núm. 9 (1996): 1253-1259. DOI: 10.2105/ajph.86.9.1253.
3. J. E. Orban *et al.*, "Dioxins and Dibenzofurans in Adipose Tissue of the General US Population and Selected Subpopulations", *American Journal of Public Health* 84, núm. 3 (1994): 439-445. DOI: 10.2105/ajph.84.3.439.
4. D. Main, "Glyphosate Now the Most-Used Agricultural Chemical Ever", *Newsweek*, 19 de mayo de 2016, https://www.newsweek.com/glyphosate-now-most-used-agricultural-chemical-ever-422419.
5. K. A. Varady *et al.*, "Alternate Day Fasting for Weight Loss in Normal Weight and Overweight Subjects: A Randomized Controlled Trial", *Nutrition Journal* 12, núm. 1 (2013). DOI: 10.1186/1475-2891-12-146.
6. I. Ahmet *et al.*, "Chronic Alternate-Day Fasting Results in Reduced Diastolic Compliance and Diminished Systolic Reserve in Rats", *Journal of Cardiac Failure* 16, núm. 10 (octubre de 2016): 843-853. https://www.ncbi.nlm.nih.gov/pubmed/20932467.

Capítulo 5

1. A. M. Elsakka *et al.*, "Management of Glioblastoma Multiforme in a Patient Treated with Ketogenic Metabolic Therapy and Modified Standard of Care: A 24-Month Follow-Up", *Frontiers in Nutrition* 5, núm. 20 (29 de marzo de 2018). DOI: 10.3389/fnut.2018.00020.

Capítulo 6

1. K. Breivik *et al.*, "Primary Sources of Selected POPs: Regional and Global Scale Emission Inventories", *Environmental Pollution* 128, núms. 1-2 (2004): 3-16. DOI: 10.1016/j.envpol.2003.08.031.
2. A. Sjödin *et al.*, "Polybrominated Diphenyl Ethers, Polychlorinated Biphenyls, and Persistent Pesticides in Serum from the National Health and Nutrition Examination Survey: 2003-2008", *Environmental Science & Technology* 48, núm. 1 (2013): 753-760. DOI: 10.1021/es4037836.

3. D. G. Patterson Jr. *et al.*, "Levels in the U.S. Population of Those Persistent Organic Pollutants (2003-2004) Included in the Stockholm Convention or in Other Long-Range Transboundary Air Pollution Agreements", *Environmental Science & Technology* 43, núm. 4 (2009): 1211-1218. DOI: 10.1021/es801966w.

4. P. J. Landrigan, "Pesticides and Polychlorinated Biphenyls (PCBs): An Analysis of the Evidence that They Impair Children's Neurobehavioral Development", *Molecular Genetics and Metabolism* 73, núm. 1 (2001): 11-17. DOI: 10.1006/mgme.2001.3177.

5. E. Jackson *et al.*, "Adipose Tissue as a Site of Toxin Accumulation", *Comprehensive Physiology* 7, núm. 4 (2017): 1085-1135. DOI: 10.1002/cphy. c160038.

6. D. G. Patterson Jr. *et al.*, "Levels in the U.S. Population of Those Persistent Organic Pollutants (2003-2004) Included in the Stockholm Convention or in Other Long-Range Transboundary Air Pollution Agreements", 1211-1218.

7. Y. Y. Qin *et al.*, "Persistent Organic Pollutants and Heavy Metals in Adipose Tissues of Patients with Uterine Leiomyomas and the Association of These Pollutants with Seafood Diet, BMI, and Age", *Environmental Science and Pollution Research* 17, núm. 1 (27 de octubre de 2009): 229-240. https://link.springer.com/article/10.1007/s11356-009-0251-0, consultado el 19 de octubre de 2018.

8. V. Bornemann *et al.*, "Intestinal Metabolism and Bioaccumulation of Sucralose in Adipose Tissue in the Rat", *Journal of Toxicology and Environmental Health*, parte A 81, núm. 18 (2018): 913-923. DOI: 10.1080/15287394.2018.1502560.

9. M. Haranczyk *et al.*, "On Enumeration of Congeners of Common Persistent Organic Pollutants", *Environmental Pollution* 158, núm. 8 (2010): 2786-2789. DOI: 10.1016/j.envpol.2010.05.011.

10. Environmental Protection Agency, "Persistant Organic Pollutants: A Global Issue, A Global Response", 2002, actualizado en diciembre de 2009. https://www.epa.gov/international-cooperation/persistent-organic-pollutants-global-issue-global-response, consultado el 6 de diciembre de 2018.

11. D. H. Lee *et al.*, "A Strong Dose-Response Relation between Serum Concentrations of Persistent Organic Pollutants and Diabetes: Results from the National Health and Examination Survey 1999-2002", *Diabetes Care* 29, núm. 7 (julio de 2006): 1638-1644. DOI: 10.2337/dc06-0543.

12. M. C. Petriello, B. Newsome y B. Hennig, "Influence of Nutrition in PCB-Induced Vascular Inflammation", *Environmental Science and Pollu-*

tion Research 21, núm. 10 (2013): 6410-6418. DOI: 10.1007/s11356-013-1549-5.

13. J. Kumar *et al.*, "Persistent Organic Pollutants and Inflammatory Markers in a Cross-Sectional Study of Elderly Swedish People: The PIVUS Cohort", *Environmental Health Perspectives* 122, núm. 9 (2014): 977-983. DOI: 10.1289/ehp.1307613.

14. D. Costantini *et al.*, "Oxidative Stress in Relation to Reproduction, Contaminants, Gender and Age in a Long-Lived Seabird", *Oecologia* 175, núm. 4 (2014): 1107-1116. DOI: 10.1007/s00442-014-2975-x.

15. M. A. Hyman, "Environmental Toxins, Obesity, and Diabetes: An Emerging Risk Factor", *Alternative Therapies in Health and Medicine* 16, núm. 2 (marzo/abril de 2010): 56-58. https://www.ncbi.nlm.nih.gov/pubmed/20232619.

16. S. E. Kahn, R. L. Hull y K. M. Utzschneider, "Mechanisms Linking Obesity to Insulin Resistance and Type 2 Diabetes", *Nature* 444, núm. 7121 (2006): 840-846. DOI: 10.1038/nature05482.

17. D. H. Lee *et al.*, "Low Dose Organochlorine Pesticides and Polychlorinated Biphenyls Predict Obesity, Dyslipidemia, and Insulin Resistance among People Free of Diabetes", *PLoS One* 6, núm. 1 (2011). DOI: 10.1371/journal.pone.0015977.

18. C. C. Kuo *et al.*, "Environmental Chemicals and Type 2 Diabetes: An Updated Systematic Review of the Epidemiologic Evidence", *Current Diabetes Reports* 13, núm. 6 (2013): 831-849. DOI: 10.1007/s11892-013-0432-6.

19. R. Rezg *et al.*, "Bisphenol A and Human Chronic Diseases: Current Evidences, Possible Mechanisms, and Future Perspectives", *Environment International* 64 (2014): 83-90. DOI: 10.1016/j.envint.2013.12.007.

20. H. K. Lee y Y. K. Pak, "Persistent Organic Pollutants, Mitochondrial Dysfunction, and Metabolic Syndrome", *Mitochondrial Dysfunction Caused by Drugs and Environmental Toxicants* (2018): 691-707. DOI: 10.1002/9781119329725.ch44.

21. K. Fry y M. C. Power, "Persistent Organic Pollutants and Mortality in the United States, NHANES 1999-2011", *Environmental Health* 16, núm. 1 (2017). DOI: 10.1186/s12940-017-0313-6.

22. S. H. Safe, "Polychlorinated Biphenyls (PCBs): Environmental Impact, Biochemical and Toxic Responses, and Implications for Risk Assessment", *Critical Reviews in Toxicology* 24, núm. 2 (1994): 87-149. DOI: 10.3109/10408449409049308.

23. Centers for Disease Control and Prevention, "Toxic Substances Portal – Polybrominated Diphenyl Ethers (PBDEs)", 21 de enero de 2015, https://

www.atsdr.cdc.gov/phs/phs.asp?id=1449&tid=183, consultado el 20 de octubre de 2018.

24. M. Frederiksen *et al.*, "Human Internal and External Exposure to PBDEs – A Review of Levels and Sources", *International Journal of Hygiene and Environmental Health* 212, núm. 2 (2009): 109-134. DOI: 10.1016/j. ijheh.2008.04.005.

25. C. Chevrier *et al.* "Childhood Exposure to Polybrominated Diphenyl Ethers and Neurodevelopment at Six Years of Age", *NeuroToxicology* 54 (2016): 81-88. DOI: 10.1016/j.neuro.2016.03.002.

26. G. Ding *et al.*, "Association between Prenatal Exposure to Polybrominated Diphenyl Ethers and Young Children's Neurodevelopment in China", *Environmental Research* 142 (2015): 104-111. DOI: 10.1016/j.envres. 2015.06.008.

27. M. P. Vélez, T. E. Arbuckle y W. D. Fraser, "Maternal Exposure to Perfluorinated Chemicals and Reduced Fecundity: The MIREC Study", *Human Reproduction* 30, núm. 3 (2015): 701-709. DOI: 10.1093/humrep/ deu350.

28. Environmental Protection Agency, "Learn about Polychlorinated Biphenyls (PCBs)", 13 de abril de 2018, https://www.epa.gov/pcbs/learn-about-polychlorinated-biphenyls-pcbs.

29. United Nations Environment Programme, "Stockholm Convention on Persistent Organic Pollutants (POPs) as Amended in 2009", 2009.

30. M. Cave *et al.*, "Polychlorinated Biphenyls, Lead, and Mercury Are Associated with Liver Disease in American Adults: NHANES 2003-2004", *Environmental Health Perspectives* 118, núm. 12 (2010): 1735-1742. DOI: 10.1289/ehp.1002720.

31. P. A. Eubig *et al.*, "Lead and PCBs as Risk Factors for Attention Deficit/ Hyperactivity Disorder", *Environmental Health Perspectives* 118, núm. 12 (2010): 1654-1667. DOI: 10.1289/ehp.0901852.

32. S. A. Kim *et al.*, "Associations of Organochlorine Pesticides and Polychlorinated Biphenyls with Total, Cardiovascular, and Cancer Mortality in Elders with Differing Fat Mass", *Environmental Research* 138 (2015): 1-7. DOI: 10.1016/j.envres.2015.01.021.

33. Y. S. Lin *et al.*, "Environmental Exposure to Dioxin-Like Compounds and the Mortality Risk in the U.S. Population", *International Journal of Hygiene and Environmental Health* 215, núm. 6 (2012): 541-546. DOI: 10.1016/j.ijheh.2012.02.006.

34. K. Fry y M. C. Power, "Persistent Organic Pollutants and Mortality in the United States, NHANES 1999-2011", *Environmental Health* 16, núm. 1 (2017): 105. DOI:10.1186/s12940-017-0313-6.

35. R. S. Pardini, "Polychlorinated Biphenyls (PCB): Effect on Mitochondrial Enzyme Systems", *Bulletin of Environmental Contamination and Toxicology* 6, núm. 6 (1971): 539-545. DOI: 10.1007/bf01796863.

36. M. C. Petriello *et al.*, "Modulation of Persistent Organic Pollutant Toxicity through Nutritional Intervention: Emerging Opportunities in Biomedicine and Environmental Remediation", *Science of the Total Environment* 491-492 (2014): 11-16. DOI: 10.1016/j.scitotenv.2014.01.109.

37. M. C. Petriello, B. Newsome y B. Hennig, "Influence of Nutrition in PCB-Induced Vascular Inflammation", *Environmental Science and Pollution Research* 21, núm. 10 (2013): 6410-6418. DOI: 10.1007/s11356-013-1549-5.

38. O. Krupkova, J. Handa, M. Hlavna *et al.*, "The Natural Polyphenol Epigallocatechin Gallate Protects Intervertebral Disc Cells from Oxidative Stress", *Oxidative Medicine and Cellular Longevity* (2016): 7031397. DOI: 10.1155/2016/7031397.

39. Centers for Disease Control and Prevention, "Arsenic Toxicity: Where Is Arsenic Found?", https://www.atsdr.cdc.gov/csem/csem.asp?csem=1&po=5, consultado el 20 de octubre de 2018.

40. Centers for Disease Control and Prevention, "Toxic Substances Portal – Copper", 21 de enero de 2015, https://www.atsdr.cdc.gov/phs/phs.asp?id=204&tid=37, consultado el 20 de octubre de 2018.

41. R. Chowdhury *et al.*, "Environmental Toxic Metal Contaminants and Risk of Cardiovascular Disease: Systematic Review and Meta-analysis", *BMJ* 2018. DOI: 10.1136/bmj.k3310.

42. National Center for Complementary and Integrative Health, "Questions and Answers: The NIH Trials of EDTA Chelation Therapy for Coronary Heart Disease", 11 de octubre de 2016, https://nccih.nih.gov/health/chelation/TACT-questions; https://www.newsmax.com/Health/dr-crandall/chelation-heart-attack-diabetes-angioplasty/2018/02/09/id/842527/, consultado el 20 de octubre de 2018.

43. R. Walford, "Physiologic Changes in Humans Subjected to Severe, Selective Calorie Restriction for Two Years in Biosphere 2: Health, Aging, and Toxicological Perspectives", *Toxicological Sciences* 52, núm. 2 (1999): 61-65. DOI: 10.1093/toxsci/52.2.61.

44. W. E. Dale, T. B. Gaines y W. J. Hayes, "Storage and Excretion of DDT in Starved Rats", *Toxicology and Applied Pharmacology* 4, núm. 1 (1962): 89-106. DOI: 10.1016/0041-008x(62)90078-9.

45. G. M. Findlay y A. S. W. Defreitas, "DDT Movement from Adipocyte to Muscle Cell during Lipid Utilization", *Nature* 229, núm. 5279 (1971): 63-65. DOI: 10.1038/229063a0.

46. D. C. Villeneuve, "The Effect of Food Restriction on the Redistribution of Hexachlorobenzene in the Rat", *Toxicology and Applied Pharmacology* 31, núm. 2 (1975): 313-319. DOI: 10.1016/0041-008x(75)90167-2.

47. O. Hue *et al.*, "Increased Plasma Levels of Toxic Pollutants Accompanying Weight Loss Induced by Hypocaloric Diet or by Bariatric Surgery", *Obesity Surgery* 16, núm. 9 (2006): 1145-1154. DOI: 10.1381/096089206778392356.

48. M. J. Kim *et al.*, "Fate and Complex Pathogenic Effects of Dioxins and Polychlorinated Biphenyls in Obese Subjects Before and After Drastic Weight Loss", *Environmental Health Perspectives* 119, núm. 3 (2011): 377-383. DOI: 10.1289/ehp.1002848.

49. M. Rosenbaum y R. L. Leibel, "Adaptive Thermogenesis in Humans", *International Journal of Obesity* 34, núm. 1 (octubre de 2010): 47-55. DOI: 10.1038/ijo.2010.184.

50. A. Tremblay *et al.*, "Thermogenesis and Weight Loss in Obese Individuals: A Primary Association with Organochlorine Pollution", *International Journal of Obesity* 28, núm. 7 (2004): 936-939. DOI: 10.1038/sj.ijo.0802527.

51. C. Pelletier, P. Imbeault y A. Tremblay, "Energy Balance and Pollution by Organochlorines and Polychlorinated Biphenyls", *Obesity Reviews* 4, núm. 1 (2003): 17-24. DOI: 10.1046/j.1467-789x.2003.00085.x.

52. J. Chevrier *et al.*, "Body Weight Loss Increases Plasma and Adipose Tissue Concentrations of Potentially Toxic Pollutants in Obese Individuals", *International Journal of Obesity* 24, núm. 10 (2000): 1272-1278. DOI: 10.1038 /sj.ijo.0801380.

53. C. Charlier, C. I. Desaive y G. Plomteux, "Human Exposure to Endocrine Disrupters: Consequences of Gastroplasty on Plasma Concentration of Toxic Pollutants", *International Journal of Obesity* 26, núm. 11 (2002): 1465-1468. DOI: 10.1038/sj.ijo.0802144.

54. C. Pelletier *et al.*, "Associations between Weight Loss-Induced Changes in Plasma Organochlorine Concentrations, Serum T3 Concentration, and Resting Metabolic Rate", *Toxicological Sciences* 67, núm. 1 (2002): 46-51. DOI: 10.1093/toxsci/67.1.46.

55. P. Imbeault *et al.*, "Weight Loss-induced Rise in Plasma Pollutant Is Associated with Reduced Skeletal Muscle Oxidative Capacity", *American Journal of Physiology-Endocrinology and Metabolism* 282, núm. 3 (2002). DOI: 10.1152/ajpendo.00394.2001.

56. V. Mildaziene, "Multiple Effects of 2,2`,5,5`-Tetrachlorobiphenyl on Oxidative Phosphorylation in Rat Liver Mitochondria", *Toxicological Sciences* 65, núm. 2 (2002): 220-227. DOI: 10.1093/toxsci/65.2.220.

57. R. L. Leibel, M. Rosenbaum y J. Hirsch, "Changes in Energy Expenditure Resulting from Altered Body Weight", *New England Journal of Medicine* 332, núm. 10 (9 de marzo de 1995): 621-628. DOI: 10.1056/NEJM199503093321001.

58. E. Doucet *et al.*, "Evidence for the Existence of Adaptive Thermogenesis During Weight Loss", *British Journal of Nutrition* 85, núm. 6 (2001): 715. DOI: 10.1079/bjn2001348.

59. Y. Ohmiya y K. Nakai, "Effect of Starvation on Excretion, Distribution and Metabolism of DDT in Mice", *Tohoku Journal of Experimental Medicine* 122, núm. 2 (1977): 143-153. DOI: 10.1620/tjem.122.143.

60. A. Aguilar, A. Borrell y T. Pastor, "Biological Factors Affecting Variability of Persistent Pollutant Levels in Cetaceans", *Journal of Cetacean Research and Management* (enero de 1999): 83-116. https://www.researchgate.net/publication/235334517Biologicalfactorsaffectingvariabilityofpersistent pollutantlevelsincetaceans.

61. C. Lydersen *et al.*, "Blood Is a Poor Substrate for Monitoring Pollution Burdens in Phocid Seals", *Science of The Total Environment* 292, núm. 3 (2002): 193-203. DOI: 10.1016/s0048-9697(01)01121-4.

62. C. Debier *et al.*, "Dynamics of PCB Transfer from Mother to Pup during Lactation in UK Grey Seals Halichoerus Grypus: Differences in PCB Profile between Compartments of Transfer and Changes during the Lactation Period", *Marine Ecology Progress Series* 247 (2003): 249-256. DOI: 10.3354/meps247249.

63. C. Lydersen *et al.*, "Blood Is a Poor Substrate for Monitoring Pollution Burdens in Phocid Seals", *Science of The Total Environment* 292, núm. 3 (2002): 193-203. DOI: 10.1016/s0048-9697(01)01121-4.

64. C. Debier *et al.*, "Mobilization of PCBs from Blubber to Blood in Northern Elephant Seals (Mirounga Angustirostris) during the Post-Weaning Fast", *Aquatic Toxicology* 80, núm. 2 (2006): 149-157. DOI: 10.1016/j.aquatox.2006.08.002.

65. M. G. Peterson *et al.*, "Serum POP Concentrations Are Highly Predictive of Inner Blubber Concentrations at Two Extremes of Body Condition in Northern Elephant Seals", *Environmental Pollution* 218 (2016): 651-663. DOI: 10.1016/j.envpol.2016.07.052.

66. J. Chevrier *et al.*, "Body Weight Loss Increases Plasma and Adipose Tissue Concentrations of Potentially Toxic Pollutants in Obese Individuals", *International Journal of Obesity* 24, núm. 10 (2000): 1272-1278. DOI: 10.1038/sj.ijo.0801380.

67. P. Imbeault *et al.*, "Weight Loss-induced Rise in Plasma Pollutant Is Associated with Reduced Skeletal Muscle Oxidative Capacity", *American*

Journal of Physiology-Endocrinology and Metabolism 282, núm. 3 (2002). DOI: 10.1152/ajpendo.00394.2001.

68. R. J. Jandacek *et al.*, "Effects of Yo-Yo Diet, Caloric Restriction, and Olestra on Tissue Distribution of Hexachlorobenzene", *American Journal of Physiology-Gastrointestinal and Liver Physiology* 288, núm. 2 (2005). DOI: 10.1152/ajpgi.00285.2004.

69. M. L. Kortelainin, "Hyperthermia Deaths in Finland in 1970-1986", *American Journal of Forensic Medicine and Pathology* 12, núm. 2 (junio de 1991): 115-118. DOI: 10.1097/00000433-199106000-00006.

70. A. Kenttämies y K. Karkola, "Death in Sauna", *Journal of Forensic Science* 53 (2008): 724-729. DOI: 10.1111/j.1556-4029.2008.00703.x.

Capítulo 7

1. K. Gabel *et al.*, "Effects of 8-hour Time Restricted Feeding on Body Weight and Metabolic Disease Risk Factors in Obese Adults: A Pilot Study", *Nutrition and Healthy Aging* 4, núm. 4 (2018): 345-353. DOI: 10.3233/nha-170036.

2. P. Puchalska y P. A. Crawford, "Multi-dimensional Roles of Ketone Bodies in Fuel Metabolism, Signaling, and Therapeutics", *Cell Metabolism* 25, núm. 2 (2017): 262-284. DOI: 10.1016/j.cmet.2016.12.022.

3. J. S. Volek, T. Noakes y S. D. Phinney, "Rethinking Fat as a Fuel for Endurance Exercise", *European Journal of Sport Science* 15, núm. 1 (2014): 13-20. DOI: 10.1080/17461391.2014.959564.

4. K. A. Varady y M. K. Hellerstein, "Do Calorie Restriction or Alternate-Day Fasting Regimens Modulate Adipose Tissue Physiology in a Way that Reduces Chronic Disease Risk?", *Nutrition Reviews* 66, núm. 6 (junio de 2008): 333-342. DOI: 10.1111/j.1753-4887.2008.00041.x.

5. G. F. Cahill, "Fuel Metabolism in Starvation", *Annual Review of Nutrition* 26, núm. 1 (2006): 1-22. DOI: 10.1146/annurev.nutr.26.061505.111258.

6. L. B. Gano, M. Patel y J. M. Rho, "Ketogenic Diets, Mitochondria, and Neurological Diseases", *Journal of Lipid Research* 55, núm. 11 (2014): 2211-2228. DOI: 10.1194/jlr.r048975.

7. Y. Kashiwya, M. T. King y R. L. Veech, "Substrate Signaling by Insulin: A Ketone Bodies Ratio Mimics Insulin Action in Heart", *American Journal of Cardiology* 80, núm. 3A (4 de agosto de 1997): 50A-64A. https://www.ncbi.nlm.nih.gov/pubmed/9293956.

8. H. A. Krebs y R. L. Veech, "Pyridine Nucleotide Interrelations In: The Energy Level and Metabolic Control in Mitochondria", *Adriatica Editrice* 1969, 329-384.

9. W. Curtis *et al.*, "Mitigation of Damage from Reactive Oxygen Species and Ionizing Radiation by Ketone Body Esters", *Oxford Medicine Online* 2016. DOI: 10.1093/med/9780190497996.003.0027.

10. Y. Yang y A. A. Sauve, "NAD(+) Metabolism: Bioenergetics, Signaling and Manipulation for Therapy", *Biochimica Et Biophysica Acta* 1864, núm. 12 (diciembre de 2016): 1787-1800. DOI: 10.1016/j.bbapap.2016. 06.014.

11. W. Ying, "NAD+/NADH and NADP+/NADPH in Cellular Functions and Cell Death: Regulation and Biological Consequences", *Antioxidants & Redox Signaling* 10, núm. 2 (2008): 179-206. DOI: 10.1089/ars.2007. 1672.

12. J. P. Fessel y W. M. Oldham, "Pyridine Dinucleotides from Molecules to Man", *Antioxidants & Redox Signaling* 28, núm. 3 (2018): 180-212. DOI: 10.1089/ars.2017.7120.

13. M. N. Harvie *et al.*, "The Effect of Intermittent Energy and Carbohydrate Restriction v. Daily Energy Restriction on Weight Loss and Metabolic Disease Risk Markers in Overweight Women", *British Journal of Nutrition* 110, núm. 8 (octubre de 2013): 1534-1547. DOI: 10.1017/ S0007114513000792.

14. H. Arquin *et al.*, "Short- and Long-Term Effects of Continuous versus Intermittent Restrictive Diet Approaches on Body Composition and the Metabolic Profile in Overweight and Obese Postmenopausal Women: A Pilot Study", *Menopause New York* 19, núm. 8 (agosto de 2012): 870-876. DOI: 10.1097/gme.0b013e318250a287.

15. N. Halberg *et al.*, "Effect of Intermittent Fasting and Refeeding on Insulin Action in Healthy Men", *Journal of Applied Physiology* 99, núm. 6 (2005): 2128-2136. DOI: 10.1152/japplphysiol.00683.2005.

16. M. N. Harvie *et al.*, "The Effects of Intermittent or Continuous Energy Restriction on Weight Loss and Metabolic Disease Risk Markers: A Randomized Trial in Young Overweight Women", *International Journal of Obesity* 35, núm. 5 (mayo de 2011): 714-727. DOI: 10.1038/ijo.2010. 171.

17. V. Ziaee *et al.*, "The Changes of Metabolic Profile and Weight During Ramadan Fasting", *Singapore Medical Journal* 47, núm. 5 (mayo de 2006): 409-414. https://www.ncbi.nlm.nih.gov/pubmed/16645692.

18. M. A. Faris *et al.*, "Intermittent Fasting during Ramadan Attenuates Proinflammatory Cytokines and Immune Cells in Healthy Subjects", *Nutritional Research* 32, núm. 12 (diciembre de 2012): 947-955. DOI: 10.1016/j.nutres.2012.06.021.

19. J. B. Johnson *et al.*, "Alternate Day Calorie Restriction Improves Clinical Findings and Reduces Markers of Oxidative Stress and Inflammation in Overweight Adults with Moderate Asthma", *Free Radical Biology &*

Medicine 42, núm. 5 (marzo de 2007): 665-674. DOI: 10.1016/j.freerad biomed.2006.12.005.

20. K. K. Hoddy *et al.*, "Meal Timing during Alternate Day Fasting: Impact on Body Weight and Cardiovascular Disease Risk in Obese Adults", *Obesity* 22, núm. 12 (diciembre de 2014): 2524-2531. DOI: 10.1002/oby. 20909.

21. M. C. Klempel *et al.*, "Intermittent Fasting Combined with Calorie Restriction Is Effective for Weight Loss and Cardio-Protection in Obese Women", *Nutrition Journal* 11, núm. 1 (2012). DOI: 10.1186/1475-2891-11-98.

22. B. D. Horne *et al.*, "Relation of Routine, Periodic Fasting to Risk of Diabetes Mellitus, and Coronary Artery Disease in Patients Undergoing Coronary Angiography", *American Journal of Cardiology* 109, núm. 11 (1º de junio de 2012): 1558-1562. DOI: 10.1016/j.amjcard.2012.01.379.

23. M. Boutant *et al.*, "SIRT1 Gain of Function Does Not Mimic or Enhance the Adaptations to Intermittent Fasting", *Cell Reports* 14, núm. 9 (8 de marzo de 2016): 2068-2075. DOI: 10.1016/j.celrep.2016.02.007.

24. K. A. Varady *et al.*, "Alternate Day Fasting for Weight Loss in Normal Weight and Overweight Subjects: A Randomized Controlled Trial", *Nutrition Journal* 12, núm. 1 (2013). DOI: 10.1186/1475-2891-12-146.

25. M. P. Wegman *et al.*, "Practicality of Intermittent Fasting in Humans and Its Effect on Oxidative Stress and Genes Related to Aging and Metabolism", *Rejuvenation Research* 18, núm. 2 (1º de abril de 2015): 162-172. DOI: 10.1089/rej.2014.1624.

26. T. Moro *et al.*, "Effects of Eight Weeks of Time-restricted Feeding (16/8) on Basal Metabolism, Maximal Strength, Body Composition, Inflammation, and Cardiovascular Risk Factors in Resistance-Trained Males", *Journal of Translational Medicine* 14, núm. 1 (2016). DOI: 10.1186/s12967-016-1044-0.

27. O. Carlson *et al.*, "Impact of Reduced Meal Frequency Without Caloric Restriction on Glucose Regulation in Healthy, Normal Weight Middle-Aged Men and Women", *Metabolism* 56, núm. 12 (diciembre de 2007): 1729-1734. DOI: 10.1016/j.metabol.2007.07.018.

28. K. S. Stote *et al.*, "A Controlled Trial of Reduced Meal Frequency without Caloric Restriction in Healthy, Normal-Weight, Middle-Aged Adults", *American Journal of Clinical Nutrition* 85, núm. 4 (abril de 2007): 981-988. DOI: 10.1093/ajcn/85.4.981.

29. M. C. Klempel *et al.*, "Intermittent Fasting Combined with Calorie Restriction Is Effective for Weight Loss and Cardio-Protection in Obese Women", *Nutrition Journal* 11, núm. 1 (2012). DOI: 10.1186/1475-2891-11-98.

30. T. Moro *et al.*, "Effects of Eight Weeks of Time-restricted Feeding (16/8) on Basal Metabolism, Maximal Strength, Body Composition, Inflammation, and Cardiovascular Risk Factors in Resistance-Trained Males", *Journal of Translational Medicine* 14, núm. 1 (2016). DOI: 10. 1186/ s12967-016-1044-0.

31. G. Tinsley *et al.*, "Time-Restricted Feeding in Young Men Performing Resistance Training: A Randomized Controlled Trial", *European Journal of Sport Science* 17, núm. 2 (2016): 200-207. DOI: 10.1080/17461391.2016. 1223173.

32. E. C. Westman *et al.*, "The Effect of a Low-Carbohydrate, Ketogenic Diet versus a Low-Glycemic Index Diet on Glycemic Control in Type 2 Diabetes Mellitus", *Nutrition and Metabolism* 5, núm. 36 (19 de diciembre de 2008). DOI: 10.1186/1743-7075-5-36.

33. M. Lutski *et al.*, "Insulin Resistance and Future Cognitive Performance and Cognitive Decline in Elderly Patients with Cardiovascular Disease", *Journal of Alzheimer's Disease* 57, núm. 2 (2017): 633-643. DOI: 10.3233/jad-161016.

34. C. W. Cheng *et al.*, "Prolonged Fasting Reduces IGF-1/PKA to Promote Hematopoietic-Stem-Cell-Based Regeneration and Reverse Immunosuppression", *Cell Stem Cell* 14, núm. 6 (2014): 810-823. DOI: 10.1016/j. stem.2014.04.014.

35. V. D. Longo y P. Fabrizio, "Chronological Aging in Saccharomyces Cerevisiae", *Subcellular Biochemistry* 57 (2012): 101-121. DOI: 10.1007/978-94-007-2561-45.

36. W. S. J. Yancy *et al.*, "A Low-Carbohydrate, Ketogenic Diet Versus a Low-Fat Diet to Treat Obesity and Hyperlipidemia: A Randomized, Controlled Trial", *Annals of Internal Medicine* 140, núm. 10 (2004): 769-777. DOI: 10.1016/s0084-3954(07)70252-x.

37. M. V. Chakravarthy y F. W. Booth, "Eating, Exercise, and 'Thrifty' Genotypes: Connecting the Dots toward an Evolutionary Understanding of Modern Chronic Diseases", *Journal of Applied Physiology* 96, núm. 1 (2004): 3-10. DOI: 10.1152/japplphysiol.00757.2003.

38. V. D. Longo y M. P. Mattson, "Fasting: Molecular Mechanisms and Clinical Applications", *Cell Metabolism* 19, núm. 2 (4 de febrero de 2014): 181-192. DOI: 10.1016/j.cmet.2013.12.008.

39. C-W Cheng, V. Villani, R. Buono *et al.*, "Fasting-mimicking Diet Promotes Ngn3-driven β-cell Regeneration to Reverse Diabetes", *Cell* 168, núm. 5 (2017): 775-788. DOI: 10.1016/j.cell.2017.01.040.

40. J. Weisenberger, "Resistant Starch - This Type of Fiber Can Improve Weight Control and Insulin Sensitivity", *Today's Dietitian* 14,

núm. 9 (septiembre de 2012): 22. https://www.todaysdietitian.com/newarchives/090112p22.shtml, consultado el 20 de octubre de 2018.

41. P. M. Smith *et al.*, "The Microbial Metabolites, Short-Chain Fatty Acids, Regulate Colonic Treg Cell Homeostasis", *Science* 341, núm. 6145 (2 de agosto de 2013): 569-573. http://science.sciencemag.org/content/341/6145/569, consultado el 20 de octubre de 2018.

42. M. T. Streppel *et al.*, "Dietary Fiber and Blood Pressure: A Meta-analysis of Randomized Placebo-Controlled Trials", *Archives of Internal Medicine* 165, núm. 2 (24 de enero de 2005): 150-156. DOI: 10.1001/archinte. 165.2.150.

43. WebMD, "Fiber Fights Hypertension?", CBS News, 4 de marzo de 2005, https://www.cbsnews.com/news/fiber-fights-hypertension/, consultado el 20 de octubre de 2018.

44. V. Greenwood, Quanta Magazine, "How Bacteria May Help Regulate Blood Pressure", *Scientific American*, 14 de diciembre de 2017, https://www.scientificamerican.com/article/how-bacteria-may-help-regulate-blood-pressure/, consultado el 20 de octubre de 2018.

45. E. B. Rimm *et al.*, "Vegetable, Fruit, and Cereal Fiber Intake and Risk of Coronary Heart Disease Among Men", *JAMA* 275, núm. 6 (1996): 447. DOI: 10.1001/jama.1996.03530300031036.

46. D. F. Birt *et al.*, "Resistant Starch: Promise for Improving Human Health", *Advances in Nutrition* 4, núm. 6 (noviembre de 2013), https://academic.oup.com/advances/article/4/6/587/4595564, consultado el 20 de octubre de 2018.

47. M. Oaklander, "Eat This Carb and You Won't Gain Weight", *Time*, 6 de mayo, 2016, http://time.com/4318201/carbohydrates-weight-loss-resistant-starch/, consultado el 20 de octubre de 2018.

48. B. P. Gargari *et al.*, "Is There Any Place for Resistant Starch, as Alimentary Prebiotic, for Patients with Type 2 Diabetes?", *Complementary Therapies in Medicine* 23, núm. 6 (2015): 810-815. DOI: 10.1016/j.ctim.2015.09.005.

49. S. S. Dronamraju *et al.*, "Cell Kinetics and Gene Expression Changes in Colorectal Cancer Patients given Resistant Starch: A Randomised Controlled Trial", *Gut* 58, núm. 3 (marzo de 2009): 413-420. DOI: 10.1136/gut.2008.162933.

50. R. Marion-Letellier, G. Savoye y S. Ghosh, "IBD: In Food We Trust", *Journal of Crohns and Colitis* 10, núm. 11 (2016): 1351-1361. DOI: 10.1093/ecco-jcc/jjw106.

51. American Chemical Society, "New Low-calorie Rice Could Help Cut Rising Obesity Rates", https://www.acs.org/content/acs/en/pressroom/newsreleases/2015/march/new-low-calorie-rice-could-help-cut-rising-obesity-rates.html, consultado el 20 de octubre de 2018.

52. P. Burton y H. J. Lightowler, "The Impact of Freezing and Toasting on the Glycaemic Response of White Bread", *European Journal of Clinical Nutrition* 62, núm. 5 (2007): 594-599. DOI: 10.1038/sj.ejcn.1602746.

Capítulo 8

1. C. Smith-Spangler *et al.*, "Are Organic Foods Safer or Healthier Than Conventional Alternatives?: A Systematic Review", *Annals of Internal Medicine*, 4 de septiembre de 2012, http://annals.org/aim/article-abstract/1355685/organic-foods-safer-healthier-than-conventional-alternatives-systematic-review.

2. M. Barański *et al.*, "Higher Antioxidant and Lower Cadmium Concentrations and Lower Incidence of Pesticide Residues in Organically Grown Crops: A Systematic Literature Review and Meta-analyses", *British Journal of Nutrition* 112, núm. 5 (2014): 794-811. DOI: 10.1017/s0007114514001366.

3. Centers for Disease Control and Prevention, "Cadmium", 3 de marzo de 2011, https://www.atsdr.cdc.gov/substances/toxsubstance.asp?toxid=15.

4. J. P. Reganold *et al.*, "Fruit and Soil Quality of Organic and Conventional Strawberry Agroecosystems", *PLoS One,* https://journals.plos.org/plosone/article?id=10.1371/journal.pone.0012346.

5. M. J. Yousefzadeh *et al.*, "Fisetin Is a Senotherapeutic that Extends Health and Lifespan", *EBioMedicine* 36 (2018): 18-28. DOI: 10.1016/j.ebiom.2018.09.015.

6. D. Srednicka-Tober *et al.*, "Composition Differences between Organic and Conventional Meat: A Systematic Literature Review and Meta-analysis", *British Journal of Nutrition* 115 (2016): 994-1011. https://www.cambridge.org/core/services/aop-cambridge-core/content/view/S0007114515005073.

7. D. Srednicka-Tober *et al.*, "Higher PUFA and N-3 PUFA, Conjugated Linoleic Acid, α-tocopherol and Iron, but Lower Iodine and Selenium Concentrations in Organic Milk: A Systematic Literature Review and Meta- and Redundancy Analyses", *British Journal of Nutrition* 115 (2016): 1043-1060. https://www.cambridge.org/core/services/aop-cambridge-core/content/view/S0007114516000349.

8. C. Long y T. Alterman, "Meet Real Free-Range Eggs - Real Food", *Mother Earth News*, octubre/noviembre de 2007, https://www.motherearthnews.com/real-food/free-range-eggs-zmaz07onzgoe, consultado el 20 de octubre de 2018.

9. Environmental Working Group, "EWG's 2018 Shopper's Guide to Pesticides in Produce", https://www.ewg.org/foodnews/, consultado el 20 de octubre de 2018.

10. A. Fischer *et al.*, "Coenzyme Q Regulates the Expression of Essential Genes of the Pathogen- and Xenobiotic-Associated Defense Pathway in *C. Elegans*", *Journal of Clinical Biochemistry and Nutrition* 57, núm. 3 (2015): 171-177. DOI: 10.3164/jcbn.15-46.

11. B. A. Daisley *et al.*, "Microbiota-Mediated Modulation of Organophosphate Insecticide Toxicity by Species-Dependent Interactions with Lactobacilli in a Drosophila Melanogaster Insect Model", *Applied and Environmental Microbiology* 84, núm. 9 (2018). DOI: 10.1128/aem.02820-17.

12. B. V. Deepthi *et al.*, "Lactobacillus Plantarum MYS6 Ameliorates Fumonisin B1- Induced Hepatorenal Damage in Broilers", *Frontiers in Microbiology* 8, (2017). DOI: 10.3389/fmicb.2017.02317.

13. J. Robbers y V. E. Tyler, *Tyler's Herbs of Choice: The Therapeutic Use of Phytomedicinals* (Binghamton, NY: Hawthorne Press, 1999).

14. W. Knoss y F. Stolte, "Assessment Report on *Gentiana Lutea* L., Radix", *European Medicines Agency*, 12 de noviembre de 2009, https://www.ema.europa.eu/documents/herbal-report/assessment-report-gentiana-lutea-l-radix-first-versionen.pdf.

15. S. W. Seo *et al.*, "Taraxacum Officinale Protects Against Cholecystokinin-Induced Acute Pancreatitis in Rats", *World Journal of Gastroenterology* 11, núm. 4 (28 de enero de 2005): 597-599. DOI: 10.3748/wjg.v11.i4.597.

16. C. M. Park, J. Y. Park y Y. S. Song, "Luteolin and Chicoric Acid, Two Major Constituents of Dandelion Leaf, Inhibit Nitric Oxide and Lipid Peroxide Formation in Lipopolysaccharide-Stimulated RAW 264.7 Cells", *Preventive Nutrition and Food Science* 15, núm. 2 (2010): 92-97. DOI: 10.3746/jfn.2010.15.2.092.

17. Y. J. Koh *et al.*, "Anti-Inflammatory Effect of Taraxacum Officinale Leaves on Lipopolysaccharide-Induced Inflammatory Responses in RAW 264.7 Cells", *Journal of Medicinal Food* 13, núm. 4 (2010): 870-878. DOI: 10.1089/jmf.2009.1249.

18. J. F. Cheng *et al.*, "Discovery and Structure-Activity Relationship of Coumarin Derivatives as TNF-alpha Inhibitors", *Bioorganic & Medicinal Chemistry Letters* 14, núm. 10 (17 de mayo de 2004): 2411-2415. DOI: 10.1016/s0960-894x(04)00355-5.

19. J. Shan *et al.*, "Chlorogenic Acid Inhibits Lipopolysaccharide-induced Cyclooxygenase-2 Expression in RAW264.7 Cells through Suppressing NF-κB and JNK/AP-1 Activation", *International Immunopharmacology* 9, núm. 9 (agosto de 2009): 1042-1048. DOI: 10.1016/j.intimp.2009.04.011.

20. S. Ammar *et al.*, "Spasmolytic and Anti-Inflammatory Effects of Constituents from Hertia Cheirifolia", *Phytomedicine* 16, núm. 12 (diciembre
de 2009): 1156-1161. DOI: 10.1016/j.phymed.2009.03.012.

21. P. Apati *et al.*, "In-vitro Effect of Flavonoids from Solidago Canadensis
Extract on Glutathione S-transferase", *Journal of Pharmacy and Pharmacology* 58, núm. 2 (febrero de 2006): 251-256. DOI: 10.1211/jpp.58.2.
0013.

22. K. M. Ashry *et al.*, "Oxidative Stress and Immunotoxic Effects of Lead
and Their Amelioration with Myrrh (Commiphora Molmol) Emulsion",
Food and Chemical Toxicology 48, núm. 1 (enero de 2010): 236-241.
DOI: 10.1016/j.fct.2009.10.006.

23. M. W. Sears, "Chelation: Harnessing and Enhancing Heavy Metal Detoxification – A Review", *Scientific World Journal* 2013 (18 de abril de
2013): 1-13. DOI: 10.1155/2013/219840.

24. J. Mikler *et al.*, "Successful Treatment of Extreme Acute Lead Intoxica-
tion", *Toxicology and Industrial Health* 25, núm. 2 (20 de mayo de 2009):
137-140. DOI: 10.1177/0748233709104759.

25. M. D. Aldridge, "Acute Iron Poisoning: What Every Pediatric Intensive
Case Unit Nurse Should Know", *Dimensions of Critical Care Nursing* 26,
núm. 2 (2007): 43-48. DOI: 10.1097/00003465-200703000-00001.

26. B. T. Ly, S. Williams y R. Clark, "Mercuric Oxide Poisoning Treated with
Whole-bowel Irrigation and Chelation Therapy", *Annals of Emergency
Medicine* 39, núm. 3 (marzo de 2002): 312-315. DOI: 10.1067/mem.
2002.119508.

27. R. Kumar y N. V. Majeti, "A Review of Chitin and Chitosan Applications", *Reactive and Functional Polymers* 46, núm. 1 (noviembre de
2000): 1-27. https://www.sciencedirect.com/science/article/abs/pii/S13
81514800000389#!.

28. E. Guibal, "Interactions of Metal Ions with Chitosan-based Sorbents: A
Review", *Separation and Purification Technology* 38, núm. 1 (15 de julio
de 2004): 43-74. DOI: 10.1016/j.seppur.2003.10.004.

29. A. J. Varma, S. V. Deshpande y J. F. Kennedy, "Metal Complexation by
Chitosan and Its Derivatives: A Review", *Carbohydrate Polymers* 55,
núm. 1 (1º de enero de 2004): 77-93. DOI: 10.1016/j.carbpol.2003.08.005.

30. L. Zhang, Y. Zeng y Z. Cheng, "Removal of Heavy Metal Ions Using Chitosan and Modified Chitosan: A Review", *Journal of Molecular Liquids*
214 (febrero de 2016): 175-191. https://www.sciencedirect.com/science/
article/pii /S0167732215308801.

31. J. Wang y C. Chen, "Chitosan-Based Biosorbents: Modification and
Application for Biosorption of Heavy Metals and Radionuclides", *Biore-*

source Technology 160, (mayo de 2014): 129-141. DOI: 10.1016/j.biortech. 2013.12.110.

32. T. Fang *et al.*, "Modified Citrus Pectin Inhibited Bladder Tumor Growth through Downregulation of Galectin-3", *Acta Pharmacologica Sinica* (16 de mayo de 2018). DOI: 10.1038/s41401-018-0004-z.

33. Z. Y. Zhao *et al.*, "The Role of Modified Citrus Pectin as an Effective Chelator of Lead in Children Hospitalized with Toxic Lead Levels", *Alternative Therapies in Health and Medicine* 14, núm. 4 (julio/agosto de 2008): 34-38. https://www.ncbi.nlm.nih.gov/pubmed/18616067.

34. I. Eliaz, E. Weil y B. Wilk, "Integrative Medicine and the Role of Modified Citrus Pectin/Alginates in Heavy MetIntegrative Medicine and the Role of Modified Citrus Pectin/Alginates in Heavy Metal Chelation and Detoxification – Five Case Reports", *Complementary Medicine Research* 14, núm. 6 (diciembre de 2007): 358-364. DOI: 10.1159/000109829.

35. T. Uchikawa *et al.*, "Chlorella Suppresses Methylmercury Transfer to the Fetus in Pregnant Mice", *Journal of Toxicological Sciences* 36, núm. 5 (octubre de 2011): 675-680. DOI: 10.2131/jts.36.675.

36. J. Mercola y D. Klinghardt, "Mercury Toxicity and Systemic Elimination Agents", *Journal of Nutritional & Environmental Medicine* 11, núm. 1 (2001): 53-62. DOI: 10.1080/13590840020030267.

37. O. R. Ajuwon, O. O. Oguntibeju y J. Lucasta Marnewick, "Amelioration of Lipopolysaccharide-Induced Liver Injury by Aqueous Rooibos (Aspalathus Linearis) Extract via Inhibition of Pro-Inflammatory Cytokines and Oxidative Stress", *BMC Complementary and Alternative Medicine* 14, núm. 1 (13 de octubre de 2014). DOI: 10.1186/1472-6882-14-392.

38. Q. Liu *et al.*, "Effects of Dandelion Extract on the Proliferation of Rat Skeletal Muscle Cells and the Inhibition of a Lipopolysaccharide-Induced Inflammatory Reaction", *Chinese Medical Journal* 131, núm. 14 (20 de julio de 2018): 1724-1731. DOI: 10.4103/0366-6999.235878.

39. M. W. Ebada, "Essential Oils of Green Cumin and Chamomile Partially Protect against Acute Acetaminophen Hepatotoxicity in Rats", *Anais Da Academia Brasileira De Ciências* 90, núm. 2, supl. 1 (25 de junio de 2018): 2347-2358. DOI: 10.1590/0001-3765201820170825.

40. M. Ogata *et al.*, "Supplemental Psyllium Fibre Regulates the Intestinal Barrier and Inflammation in Normal and Colitic Mice", *British Journal of Nutrition* 118, núm. 9 (noviembre de 2017): 661-672. DOI: 10.1017/s0007114517002586.

Capítulo 9

1. S. L. McDonnell *et al.*, "Serum 25-Hydroxyvitamin D Concentrations ≥40 Ng/ml Are Associated with 65% Lower Cancer Risk: Pooled Analysis of Randomized Trial and Prospective Cohort Study", *PLoS One* 11, núm. 4 (2016). https://www.ncbi.nlm.nih.gov/pmc/articles/PMC4822815/, consultado el 20 de octubre de 2018.
2. M. Garlapow, "Higher Vitamin D Levels Lower Risk of Cancer in Women", OncologyNurseAdvisor, 22 de abril de 2016, http://www.oncology nurseadvisor.com/colorectal-cancer/vitamin-d-and-cancer-higher-levels-lower-risk-in-women/article/491569/, consultado el 20 de octubre de 2018.
3. University of California, San Diego, "Greater Levels of Vitamin D Associated with Decreasing Risk of Breast Cancer", ScienceDaily, 15 de junio de 2018, https://www.sciencedaily.com/releases/2018/06/180615154523.htm, consultado el 20 de octubre de 2018.
4. "Game Changer of the Year: Carole Baggerly", Mercola.com, https://articles.mercola.com/sites/articles/archive/2018/08/07/game-changer-of-the-year-carole-baggerly.aspx, consultado el 20 de octubre de 2018.
5. "Lower Disease Incidence with Vitamin D levels 40-60 ng/ml", GrassrootsHealth, https://grassrootshealth.net/project/general-health/, consultado el 20 de octubre de 2018.
6. C. F. Garland *et al.*, "Vitamin D Supplement Doses and Serum 25-hydroxyvitamin D in the Range Associated with Cancer Prevention", *Anticancer Research* 31, núm. 2 (febrero de 2011): 607-611, https://www.ncbi.nlm.nih.gov/pubmed/21378345.
7. "Foods Highest in Vitamin D", SELF Nutrition Data, http://nutritionda-ta.self.com/foods-000102000000000000000.html, consultado el 20 de octubre de 2018.
8. J. J. DiNicolantonio, J. H. O'Keefe y W. Wilson, "Subclinical Magnesium Deficiency: A Principal Driver of Cardiovascular Disease and a Public Health Crisis", *Open Heart* 5, núm. 1 (2018). DOI: 10.1136/openhrt-2017-000668corr1.
9. Y. H. Ko *et al.*, "Chemical Mechanism of ATP Synthase", *Journal of Biological Chemistry* 274, núm. 41 (1999): 28853-28856. DOI: 10.1074/jbc.274.41.28853.
10. A. S. Mildvan, "Role of Magnesium and Other Divalent Cations in ATP-Utilizing Enzymes", *Magnesium* 6, núm. 1 (1987): 28-33. https://www.ncbi.nlm.nih.gov/pubmed/3029516.
11. J. Wang *et al.*, "Dietary Magnesium Intake Improves Insulin Resistance among Non-Diabetic Individuals with Metabolic Syndrome Participa-

ting in a Dietary Trial", *Nutrients* 5, núm. 10 (2013): 3910-3919. DOI: 10.3390/nu5103910.

12. K. Maeshima *et al.*, "A Transient Rise in Free Mg2+ Ions Released from ATP-Mg Hydrolysis Contributes to Mitotic Chromosome Condensation", *Current Biology* 28, núm. 3 (2018). DOI: 10.1016/j.cub.2017. 12.035.

13. A. A. Zheltova *et al.*, "Magnesium Deficiency and Oxidative Stress: An Update", *BioMedicine* 6, núm. 4 (2016). DOI: 10.7603/s40681-016-0020-6.

14. USDA National Nutrient Database for Standard Reference Release 28, 10 de noviembre de 2015, https://ods.od.nih.gov/pubs/usdandb/Magne sium-Content.pdf.

15. S. Johnson, "The Multifaceted and Widespread Pathology of Magnesium Deficiency", *Medical Hypotheses* 56, núm. 2 (2001): 163-170. DOI: 10. 1054/mehy.2000.1133.

16. NIH Office of Dietary Supplements, "Magnesium", https://ods.od.nih. gov/factsheets/Magnesium-HealthProfessional/.

17. J. J. DiNicolantonio, J. H. O'Keefe y W. Wilson, "Subclinical Magnesium Deficiency: A Principal Driver of Cardiovascular Disease and a Public Health Crisis", *Open Heart* 5, núm. 1 (2018). DOI: 10.1136/ openhrt- 2017-000668corr1.

18. A. M. Uwitonze y M. S. Razzaque, "Role of Magnesium in Vitamin D Activation and Function", *Journal of the American Osteopathic Association* 118, núm. 3 (2018): 181. DOI: 10.7556/jaoa.2018.037.

19. American Osteopathic Association, "Researchers Find Low Magnesium Levels Make Vitamin D Ineffective", EurekAlert!, https://www.eurekalert. org/pub_releases/2018-02/aoa-rfl022318.php.

20. *Idem.*

21. X. Deng *et al.*, "Magnesium, Vitamin D Status and Mortality: Results from US National Health and Nutrition Examination Survey (NHANES) 2001 to 2006 and NHANES III", *BMC Medicine* 11, núm. 1 (2013). DOI: 10.1186/1741-7015-11-187.

22. W. S. Harris *et al.*, "Erythrocyte Long-Chain Omega-3 Fatty Acid Levels Are Inversely Associated with Mortality and with Incident Cardiovascular Disease: The Framingham Heart Study", *Journal of Clinical Lipidology* 12, núm. 3 (2018). DOI: 10.1016/j.jacl.2018.02.010.

23. S. M. Ulven *et al.*, "Metabolic Effects of Krill Oil Are Essentially Similar to Those of Fish Oil but at Lower Dose of EPA and DHA, in Healthy Volunteers", *Lipids* 46, núm. 1 (2010): 37-46. DOI: 10.1007/s11745-010-3490-4.

24. Mayo Clinic, "Prediabetes", 2 de agosto de 2017, https://www.mayoclinic.org/diseases-conditions/prediabetes/symptoms-causes/syc-20355278, consultado el 20 de octubre de 2018.

25. "LCHF The Genius of Dr. Joseph R. Kraft - Exposing the True Extent of Diabetes", The Fat Emperor, http://www.thefatemperor.com/blog/2015/5/10/lchf-the-genius-of-dr-joseph-r-kraft-exposing-the-true-extent-of-diabetes, consultado el 20 de octubre de 2018.

26. F. S. Facchini, "Near-Iron Deficiency-Induced Remission of Gouty Arthritis", *Rheumatology* 42, núm. 12 (2003): 1550-1555. DOI: 10.1093/rheumatology/keg402.

27. Iron Disorders Institute, http://www.irondisorders.org/, consultado el 20 de octubre de 2018.

28. J. Daru *et al.*, "Serum Ferritin Thresholds for the Diagnosis of Iron Deficiency in Pregnancy: A Systematic Review", *Transfusion Medicine* 27, núm. 3 (2017): 167-174. DOI: 10.1111/tme.12408.

29. G. Koenig y S. Seneff, "Gamma-Glutamyltransferase: A Predictive Biomarker of Cellular Antioxidant Inadequacy and Disease Risk", *Disease Markers* 2015, (2015): 1-18. DOI: 10.1155/2015/818570.

30. "What Is a Hs-CRP Test, and Do You Need One?", MedBroadcast.com, https://www.medbroadcast.com/channel/cholesterol/testing-testing/what-is-a-hs-crp-test-and-do-you-need-one, consultado el 20 de octubre de 2018.

31. J. L. Funk *et al.*, "Efficacy and Mechanism of Action of Turmeric Supplements in the Treatment of Experimental Arthritis", *Arthritis & Rheumatism* 54, núm. 11 (2006): 3452-3464. DOI: 10.1002/art.22180.

32. J. Younger, L. Parkitny y D. McLain, "The Use of Low-Dose Naltrexone (LDN) as a Novel Anti-Inflammatory Treatment for Chronic Pain", *Clinical Rheumatology* 33, núm. 4 (2014): 451-459. DOI: 10.1007/s10067-014-2517-2.

33. "CLIA Program and HIPAA Privacy Rule; Patients' Access to Test Reports", *Federal Register*, 6 de febrero de 2014, https://www.federalregister.gov/documents/2014/02/06/2014-02280/clia-program-and-hipaa-privacy-rule-patients-access-to-test-reports, consultado el 20 de octubre de 2018.

Agradecimientos

Quiero agradecer de todo corazón a las dos principales editoras que ayudaron a crear este libro. Kate Hanley es una escritora brillante, generosa y talentosa que ayudó a poner en palabras de la mejor forma posible mis recomendaciones. Janet Selvig es la otra principal editora. Janet es mi hermana, y la adoro con el alma. Ambos fundamos mi primer consultorio en 1985, y fue mi primera empleada. Janet sigue trabajando como editora en jefe de nuestra página web, y siempre puedo contar con sus opiniones honestas y puntuales. No sé qué haría sin ella.

Por otra parte, agradezco a Alan Goldhamer, director médico de la clínica TrueNorth en California, la clínica de ayuno con agua más grande de Estados Unidos. Alan contribuyó a la investigación de este libro con gran parte de la bibliografía fundacional sobre la historia del ayuno.

El poder del ketoayuno de Joseph Mercola
se terminó de imprimir en enero de 2020
en los talleres de
Litográfica Ingramex, S.A. de C.V.
Centeno 162-1, Col. Granjas Esmeralda,
C.P. 09810, Ciudad de México.